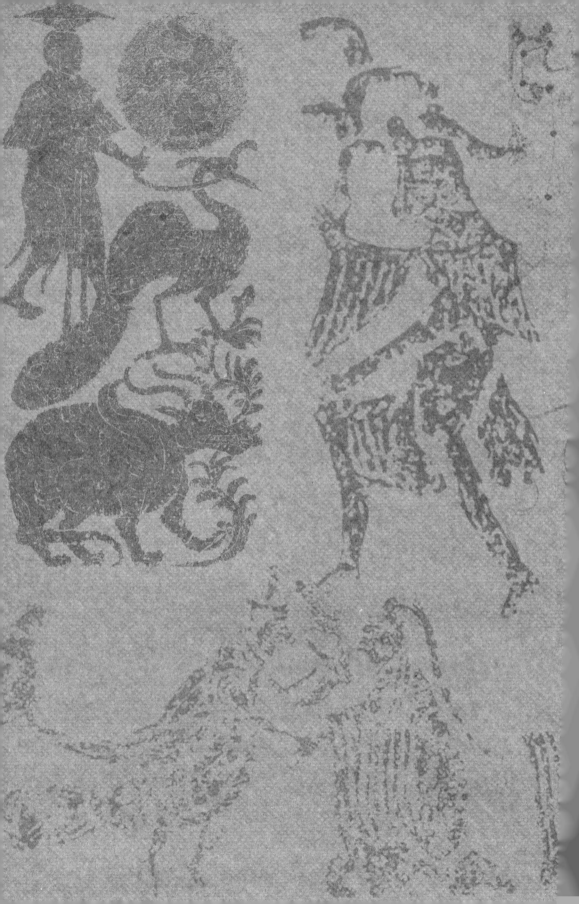

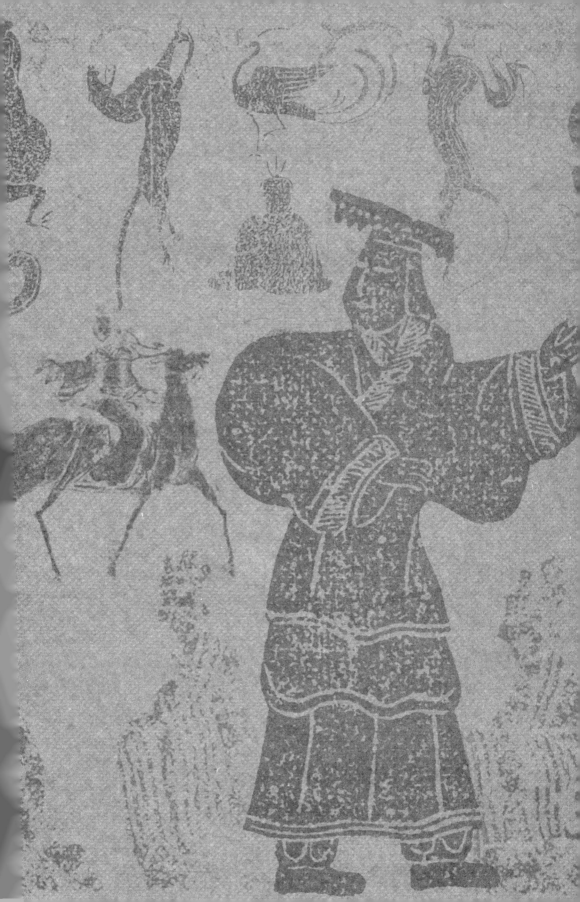

中国古医籍整理丛书

本草纂要

明·方谷 撰

李明 鲍霞 校注

中国中医药出版社

·北 京·

图书在版编目（CIP）数据

本草纂要/（明）方谷撰；李明，鲍霞校注. —北京：中国中医药
出版社，2015.12
（中国古医籍整理丛书）
ISBN 978 - 7 - 5132 - 2988 - 3

Ⅰ.①本… Ⅱ.①方… ②李… ③鲍… Ⅲ.①本草 - 中国 -
明代 Ⅳ.①R281.3

中国版本图书馆 CIP 数据核字（2015）第 298431 号

中 国 中 医 药 出 版 社 出 版
北京市朝阳区北三环东路 28 号易亨大厦 16 层
邮政编码 100013
传真 010 64405750
三河市鑫金马印装有限公司印刷
各地新华书店经销

*

开本 710×1000 1/16 印张 8.25 字数 52 千字
2015 年 12 月第 1 版 2015 年 12 月第 1 次印刷
书 号 ISBN 978 - 7 - 5132 - 2988 - 3

*

定价 25.00 元
网址 www.cptcm.com

国家中医药管理局
中医药古籍保护与利用能力建设项目
组织工作委员会

项目专家组

顾　问　马继兴　张灿玾　李经纬

组　长　余瀛鳌

成　员　李致忠　钱超尘　段逸山　严世芸　鲁兆麟
　　　　　　郑金生　林端宜　欧阳兵　高文柱　柳长华
　　　　　　王振国　王旭东　崔　蒙　严季澜　黄龙祥
　　　　　　陈勇毅　张志清

项目办公室（组织工作委员会办公室）

主　任　王振国　王思成

副主任　王振宇　刘群峰　陈榕虎　杨振宁　朱毓梅
　　　　　　刘更生　华中健

成　员　陈丽娜　邱　岳　王　庆　王　鹏　王春燕
　　　　　　郭瑞华　宋咏梅　周　扬　范　磊　张永泰
　　　　　　罗海鹰　王　爽　王　捷　贺晓路　熊智波

秘　书　张丰聪

前　言

　　中医药古籍是传承中华优秀文化的重要载体，也是中医学传承数千年的知识宝库，凝聚着中华民族特有的精神价值、思维方法、生命理论和医疗经验，不仅对于传承中医学术具有重要的历史价值，更是现代中医药科技创新和学术进步的源头和根基。保护和利用好中医药古籍，是弘扬中国优秀传统文化、传承中医学术的必由之路，事关中医药事业发展全局。

　　1949 年以来，在政府的大力支持和推动下，开展了系统的中医药古籍整理研究。1958 年，国务院科学规划委员会古籍整理出版规划小组在北京成立，负责指导全国的古籍整理出版工作。1982 年，国务院古籍整理出版规划小组召开全国古籍整理出版规划会议，制定了《古籍整理出版规划（1982—1990）》，卫生部先后下达了两批 200 余种中医古籍整理任务，掀起了中医古籍整理研究的新高潮，对中医文化与学术的弘扬、传承和发展，发挥了极其重要的作用，产生了不可估量的深远影响。

　　2007 年《国务院办公厅关于进一步加强古籍保护工作的意见》明确提出进一步加强古籍整理、出版和研究利用，以及

"保护为主、抢救第一、合理利用、加强管理"的方针。2009年《国务院关于扶持和促进中医药事业发展的若干意见》指出，要"开展中医药古籍普查登记，建立综合信息数据库和珍贵古籍名录，加强整理、出版、研究和利用"。《中医药创新发展规划纲要（2006—2020)》强调继承与创新并重，推动中医药传承与创新发展。

2003～2010年，国家财政多次立项支持中国中医科学院开展针对性中医药古籍抢救保护工作，在中国中医科学院图书馆设立全国唯一的行业古籍保护中心，影印抢救濒危珍本、孤本中医古籍1640余种；整理发布《中国中医古籍总目》；遴选351种孤本收入《中医古籍孤本大全》影印出版；开展了海外中医古籍目录调研和孤本回归工作，收集了11个国家和2个地区137个图书馆的240余种书目，基本摸清流失海外的中医古籍现状，确定国内失传的中医药古籍共有220种，复制出版海外所藏中医药古籍133种。2010年，国家财政部、国家中医药管理局设立"中医药古籍保护与利用能力建设项目"，资助整理400余种中医药古籍，并着眼于加强中医药古籍保护和研究机构建设，培养中医古籍整理研究的后备人才，全面提高中医药古籍保护与利用能力。

在此，国家中医药管理局成立了中医药古籍保护和利用专家组和项目办公室，专家组负责项目指导、咨询、质量把关，项目办公室负责实施过程的统筹协调。专家组成员对古籍整理研究具有丰富的经验，有的专家从事古籍整理研究长达70余年，深知中医药古籍整理研究的重要性、艰巨性与复杂性，履行职责认真务实。专家组从书目确定、版本选择、点校、注释等各方面，为项目实施提供了强有力的专业指导。老一辈专家的学术水平和智慧，是项目成功的重要保证。项目承担单位山东中医药大学、南京中医药大学、上海中医药大学、福建中医药大学、浙江省中医药研究院、陕西省中医药研究院、河南省中医药研究院、辽宁中医药大学、成都中医药大学及所在省市中医药管理部门精心组织，充分发挥区域间互补协作的优势，并得到承担项目出版工作的中国中医药出版社大力配合，全面推进中医药古籍保护与利用网络体系的构建和人才队伍建设，使一批有志于中医学术传承与古籍整理工作的人才凝聚在一起，研究队伍日益壮大，研究水平不断提高。

本着"抢救、保护、发掘、利用"的理念，该项目重点选择近60年未曾出版的重要古医籍，综合考虑所选古籍的保护价值、学术价值和实用价值。400余种中医药古籍涵盖了医经、基础理论、诊法、伤寒金匮、温病、本草、方书、内科、外科、女科、儿科、伤科、眼科、咽喉口齿、针灸推拿、养生、医案医话医论、医史、临证综合等门类，跨越唐、宋、金元、明以迄清末。全部古籍均按照项目办公室组织完成的行业标准《中医古籍整理规范》及《中医药古籍整理细则》进行整理校注，绝大多数中医药古籍是第一次校注出版，一批孤本、稿本、抄本更是首次整理面世。对一些重要学术问题的研究成果，则集中收录于各书的"校注说明"或"校注后记"中。

"既出书又出人"是本项目追求的目标。近年来，中医药古籍整理工作形势严峻，老一辈逐渐退出，新一代普遍存在整理研究古籍的经验不足、专业思想不坚定等问题，使中医古籍整理面临人才流失严重、青黄不接的局面。通过本项目实施，搭建平台，完善机制，培养队伍，提升能力，经过近5年的建设，锻炼了一批优秀人才，老中青三代齐聚一堂，有效地稳定了研究队伍，为中医药古籍整理工作的开展和中医文化与学术的传承提供必备的知识和人才储备。

本项目的实施与《中国古医籍整理丛书》的出版，对于加强中医药古籍文献研究队伍建设、建立古籍研究平台，提高古籍整理水平均具有积极的推动作用，对弘扬我国优秀传统文化，推进中医药继承创新，进一步发挥中医药服务民众的养生保健与防病治病作用将产生深远影响。

第九届、第十届全国人大常委会副委员长许嘉璐先生，国家卫生计生委副主任、国家中医药管理局局长、中华中医药学会会长王国强先生，我国著名医史文献专家、中国中医科学院马继兴先生在百忙之中为丛书作序，我们深表敬意和感谢。

由于参与校注整理工作的人员较多，水平不一，诸多方面尚未臻完善，希望专家、读者不吝赐教。

国家中医药管理局中医药古籍保护与利用能力建设项目办公室
二〇一四年十二月

许 序

"中医"之名立,迄今不逾百年,所以冠以"中"字者,以别于"洋"与"西"也。慎思之,明辨之,斯名之出,无奈耳,或亦时人不甘泯没而特标其犹在之举也。

前此,祖传医术(今世方称为"学")绵延数千载,救民无数;华夏屡遭时疫,皆仰之以度困厄。中华民族之未如印第安遭染殖民者所携疾病而族灭者,中医之功也。

医兴则国兴,国强则医强。百年运衰,岂但国土肢解,五千年文明亦不得全,非遭泯灭,即蒙冤扭曲。西方医学以其捷便速效,始则为传教之利器,继则以"科学"之冕畅行于中华。中医虽为内外所夹击,斥之为蒙昧,为伪医,然四亿同胞衣食不保,得获西医之益者甚寡,中医犹为人民之所赖。虽然,中国医学日益陵替,乃不可免,势使之然也。呜呼!覆巢之下安有完卵?

嗣后,国家新生,中医旋即得以重振,与西医并举,探寻结合之路。今也,中华诸多文化,自民俗、礼仪、工艺、戏曲、历史、文学,以至伦理、信仰,皆渐复起,中国医学之兴乃属必然。

迄今中医犹为国家医疗系统之辅，城市尤甚。何哉？盖一则西医赖声、光、电技术而于 20 世纪发展极速，中医则难见其进。二则国人惊羡西医之"立竿见影"，遂以为其事事胜于中医。然西医已自觉将入绝境：其若干医法正负效应相若，甚或负远逾于正；研究医理者，渐知人乃一整体，心、身非如中世纪所认定为二对立物，且人体亦非宇宙之中心，仅为其一小单位，与宇宙万象万物息息相关。认识至此，其已向中国医学之理念"靠拢"矣，虽彼未必知中国医学何如也。唯其不知中国医理何如，纯由其实践而有所悟，益以证中国之认识人体不为伪，亦不为玄虚。然国人知此趋向者，几人？

国医欲再现宋明清高峰，成国中主流医学，则一须继承，一须创新。继承则必深研原典，激清汰浊，复吸纳西医及我藏、蒙、维、回、苗、彝诸民族医术之精华；创新之道，在于今之科技，既用其器，亦参照其道，反思己之医理，审问之，笃行之，深化之，普及之，于普及中认知人体及环境古今之异，以建成当代国医理论。欲达于斯境，或需百年欤？予恐西医既已醒悟，若加力吸收中医精粹，促中医西医深度结合，形成 21 世纪之新医学，届时"制高点"将在何方？国人于此转折之机，能不忧虑而奋力乎？

予所谓深研之原典，非指一二习见之书、千古权威之作；就医界整体言之，所传所承自应为医籍之全部。盖后世名医所著，乃其秉诸前人所述，总结终生行医用药经验所得，自当已成今世、后世之要籍。

盛世修典，信然。盖典籍得修，方可言传言承。虽前此 50 余载已启医籍整理、出版之役，惜旋即中辍。阅 20 载再兴整理、出版之潮，世所罕见之要籍千余部陆续问世，洋洋大观。

今复有"中医药古籍保护与利用能力建设"之工程，集九省市专家，历经五载，董理出版自唐迄清医籍，都400余种，凡中医之基础医理、伤寒、温病及各科诊治、医案医话、推拿本草，俱涵盖之。

噫！璐既知此，能不胜其悦乎？汇集刻印医籍，自古有之，然孰与今世之盛且精也！自今而后，中国医家及患者，得览斯典，当于前人益敬而畏之矣。中华民族之屡经灾难而益蕃，乃至未来之永续，端赖之也，自今以往岂可不后出转精乎？典籍既蜂出矣，余则有望于来者。

谨序。

第九届、十届全国人大常委会副委员长

许嘉璐

二〇一四年冬

王 序

中医学是中华民族在长期生产生活实践中，在与疾病作斗争中逐步形成并不断丰富发展的医学科学，是中国古代科学的瑰宝，为中华民族的繁衍昌盛作出了巨大贡献，对世界文明进步产生了积极影响。时至今日，中医学作为我国医学的特色和重要医药卫生资源，与西医学相互补充、相互促进、协调发展，共同担负着维护和促进人民健康的任务，已成为我国医药卫生事业的重要特征和显著优势。

中医药古籍在存世的中华古籍中占有相当重要的比重，不仅是中医学术传承数千年最为重要的知识载体，也是中医为中华民族繁衍昌盛发挥重要作用的历史见证。中医药典籍不仅承载着中医的学术经验，而且蕴含着中华民族优秀的思想文化，凝聚着中华民族的聪明智慧，是祖先留给我们的宝贵物质财富和精神财富。加强对中医药古籍的保护与利用，既是中医学发展的需要，也是传承中华文化的迫切要求，更是历史赋予我们的责任。

2010 年，国家中医药管理局启动了中医药古籍保护与利用能力建设项目。这既是传承中医药的重要工程，也是弘扬优秀民族文化的重要举措，不仅能够全面推进中医药的有效继承和创新发展，为维护人民健康做出贡献，也能够彰显中华民族的璀璨文化，为实现中华民族伟大复兴的中国梦作出贡献。

相信这项工作一定能造福当今，嘉惠后世，福泽绵长。

国家卫生与计划生育委员会副主任

国家中医药管理局局长

中华中医药学会会长

王国强

二〇一四年十二月

马 序

新中国成立以来，党和国家高度重视中医药事业发展，重视古籍的保护、整理和研究工作。自 1958 年始，国务院先后成立了三届古籍整理出版规划小组，分别由齐燕铭、李一氓、匡亚明担任组长，主持制订了《整理和出版古籍十年规划（1962—1972）》《古籍整理出版规划（1982—1990）》《中国古籍整理出版十年规划和"八五"计划（1991—2000）》等，而第三次规划中医药古籍整理即纳入其中。1982 年 9 月，卫生部下发《1982—1990 年中医古籍整理出版规划》，1983 年 1 月，中医古籍整理出版办公室正式成立，保证了中医古籍整理出版规划的实施。2002 年 2 月，《国家古籍整理出版"十五"（2001—2005）重点规划》经新闻出版署和全国古籍整理出版规划领导小组批准，颁布实施。其后，又陆续制定了国家古籍整理出版"十一五"和"十二五"重点规划。国家财政多次立项支持中国中医科学院开展针对性中医药古籍抢救保护工作，文化部在中国中医科学院图书馆专门设立全国唯一的行业古籍保护中心，国家先后投入中医药古籍保护专项经费超过 3000 万元，影印抢救濒危珍、善、孤本中医古籍1640余种，开展了海外中医古籍目录调研和孤本回归工作。2010年，国家财政部、国家中医药管理局安排国家公共卫生专项资金，设立了"中医药古籍保护与利用能力建设项目"，这是继1982～1986年第一批、第二批重要中医药古籍整理之后的又一次大规模古籍整理工程，重点整理新中国成立后未曾出版的重要古籍，目标是形成并普及规范的通行本、传世本。

为保证项目的顺利实施，项目组特别成立了专家组，承担咨询和技术指导，以及古籍出版之前的审定工作。专家组中的许多成员虽逾古稀之年，但老骥伏枥，孜孜不倦，不仅对项目进行宏观指导和质量把关，更重要的是通过古籍整理，以老带新，言传身教，培养一批中医药古籍整理研究的后备人才，促进了中医药古籍保护和研究机构建设，全面提升了我国中医药古籍保护与利用能力。

作为项目组顾问之一，我深感中医药古籍保护、抢救与整理工作的重要性和紧迫性，也深知传承中医药古籍整理经验任重而道远。令人欣慰的是，在项目实施过程中，我看到了老中青三代的紧密衔接，看到了大家的坚持和努力，看到了年轻一代的成长。相信中医药古籍整理工作的将来会越来越好，中医药学的发展会越来越好。

欣喜之余，以是为序。

中国中医科学院研究员

马继兴

二〇一四年十二月

校注说明

《本草纂要》，明·方谷撰。成书于明嘉靖四十四年（1565）。

方谷（1508—?），字龙潭，钱塘（今浙江杭州）人，精于医，尤擅长脉理，认为脉之于诊断及预后均有重要价值。另著有《医林绳墨》《脉经直指》。

现存据日本内阁文库全本影印的明隆庆六年（1572）刻本和藏于上海中医药大学图书馆的明万历十五年（1587）杨鹤泉抄本。杨鹤泉抄本将刻本十二卷合并为九卷（即刻本卷一草部上及卷二草部下合并为卷一草部；刻本卷三木部上及卷四木部下合并为卷二木部；删去刻本卷十禽部大部分药物，仅保留蝙蝠及五灵脂并归于虫鱼部），并在卷末新增《药性赋》。本次整理以明隆庆六年刻本为底本，明万历杨鹤泉抄本为校本。

校勘和注释的原则如下。

1. 采用简体横排形式，对原文标点。

2. 凡底本中的繁体字、异体字、古字、俗字，径改为现代规范简化字，不出校记。

3. 凡底本中因写刻致误的明显错别字，如"日""曰"混淆、"己""巳"不分者予以径改，不出校记。底本中的通假字，原文不改，出校说明。难字、生僻字酌加注释。

4. 凡底本中有明显误脱衍倒之处，信而有征者予以勘正，并出校说明；难以判断者，出校存疑。

5. 凡底本与校本有异，义皆可通者，原文不改；凡底本与校本虽同，但据本书体例、文义判定确属有误者，亦予以勘正，并出校说明。若虽疑有误而难以判定者，不妄改原文，出校存疑。

6. 原书部分卷前有"钱塘医士龙潭方谷著"，部分卷末有"本草纂要卷之终"，《用药权宜论》后原有"时隆庆元年岁次丁卯秋中元吉旦门生李珊谨集，王仕清谨书，何先裕、汤文举、王甫仁谨刻"，字样今一并删去。

7. 目录据校勘后的正文整理。

8. 中药名称中的异体字，音义全同而形体不同的字以简化字律齐，并出校说明原字；音义部分相同的异体字予以保留，并出校记说明当今规范名称。中药名称中的古字、通假字一仍其旧，并出校记说明当今规范名称。

叙

　　余①惟本草有解、有注、有集、有要、有图、有通解集解、有源流、有大全，诸书上下数千百年，注述无虑②数百家，作者之谓圣，述者之谓明，其在兹乎，其在兹乎！标题阐意，精业专门，虽星布川流，若是乎歧径，而本草命名宗旨要归，则千载一揆③也。所以然者何哉？大意本草者，本炎帝神农氏用赭鞭④鞭草木，尝草遇毒而医学兴焉，溯流寻源之谓也。迨轩辕黄帝之临天下也，虑人之生，负阴抱阳，食味被色，而寒暑荡于外，喜怒侵于中，夭札昏瘥⑤有不免焉者，乃与岐伯穷天纪极地理，远取诸物，近取诸身，更相问难，而《内经》作焉。是僦贷季⑥通其玄，岐伯契其妙，雷敩畅其情，俞跗识其旨，所以总会而提其纲者，则神农帝也、轩辕帝也。盖惟二帝，知性情之源，探五行之本，察色脉之真，通神明之奥，是以先后疏附，得意传心，诵而能解焉，解而能明焉，明而能彰焉，彰

---

①　余：语气词。《说文·八部》："余，语之舒也。"徐锴系传："与尔意同。"

②　无虑：大约。

③　揆（kuí 奎）：道理，准则。《孟子·离娄》："先圣后圣，其揆一也。"

④　赭鞭：赤色的鞭子。传说神农氏赤色神鞭鞭打草本，以知草本有毒无毒、温凉之性。

⑤　夭札昏瘥：因疫疠、疾病而死。夭，早亡；札，因疫而死；昏，未名而死；瘥，病也。《左传·昭公十九年》："郑国不夭，寡君之二三臣札瘥夭昏，今又丧我先大夫偃。"

⑥　僦贷季：上古医学家。明·徐春甫《古今医统大全》："僦贷季，黄帝时人，岐伯师也。岐伯相为问答，著为《内经》。"

而能用焉，此《炮炙论》雷公所由作也。吁！微矣哉，卢扁、长桑君、淳于意，神品尚矣，若张仲景、华佗、王叔和、皇甫谧、葛稚川①、孙思邈诸君子，出新意于法度之中，措奇方于理趣之外，岂易得哉，岂易得哉？吾杭龙潭子方氏名谷，邃医学有声于时久矣，暇日出《本草纂要》于余，乃手书所自得者，其源出于乃父乃祖之心传，间以己意参之。是编之出，后学不必披阅群书，脉有浮沉，症有虚实，味有厚薄，用有偏全，善用则治，不善用则否，手镜一览，而《内经》之妙跃如矣，余读之不能释手。洁古老人有《珍珠囊》，孙思邈有《千金方》，君之《纂要》，提揭中玄，畅明药性，性明而治神，治神而效速，裨益后学，功若泰山，岂出于二公之下哉？是不可以不传也。寿②诸梓以广其传，非君意也，余乡人意也。是为叙。

嘉靖乙丑六月既望奉训大夫③知江西宁州④事九疑朱孙炎撰

---

① 葛稚川：葛洪，字稚川，自号抱朴子，东晋医药学家。
② 寿：保存。
③ 奉训大夫：文散官名，明代为从五品初授之阶。
④ 宁州：明清时代位于江西省西北部的一个政区，所辖范围大体相当于今江西省修水及铜鼓两县。

明经法制论

观本草寒热温凉偏胜之气，辛酸甘苦咸淡之味，补泻平治主佐之法，表里虚实气血之论，俱在医以明之。察其形症，诊其脉息，分其表里，辨其虚实，别其阴阳，然后定其用方，择其加减，依经旨而推之，其病未有不瘥也耶。是故甘入脾、酸入肝、咸入肾、苦入心、辛入肺，此五脏所入之味也。

然而调治之法，辛主散、酸主收、甘主缓、苦主坚、咸主软，此调治之法也。

设若主治之法，辛甘发散为阳，酸苦涌泄为阴；淡味渗泄为阳，咸味濡泄为阴。轻之清者亲乎上，重之浊者本乎地。气之胜者取乎气，气之微者取乎味，气味全无难以取，自有性质取乎配，此主治大法也。

然而用治之法，以寒治寒，以热治热，名曰正治；以寒治热，以热治寒，名曰反治。寒因热用，热因寒用，通因通用，塞因塞用。发表不远热，攻里不远寒，形不足者补之以气，精不足者补之以味。急则治其标，缓则治其本。木郁达之谓之吐，令其条达也；火郁发之谓之汗，令其疏散也；土郁夺之谓之下，令无壅碍也；金郁泄之谓渗泄，解表利小便也；水郁折之谓疏通，抑其冲逆也，此其用治之大法也。

设或施治之法，近者奇之，远者偶之；汗者不可以奇，下者不可以偶；补上治上治以缓，补下治下治以急；急则气味厚，缓则气味薄，此施治之大法也。

设或服治之法，凡用补剂不可骤，骤则助气盛；凡用下剂不可缓，缓则下必难。气之急者宜与缓，缓则气自下；气之呕者莫与急，急则呕返出。发散之药宜热顿，热顿频服邪自退；治火之药宜缓寒，缓寒徐服火难盛；治气之药阳分服，治血之药阴分用；在上之病食后服，在下之病食前应①，此服治之大法也。

设若理治之法，风从汗泄，以之而发散驱风则风自解；风从火化，以之而疏泄其风则火自衰；风自热生，以之而通畅热郁则热自清；风能胜湿，以之而燥湿行风则湿自除。又有热从汗解，发汗可以清热；热自虚生，补虚而热亦自平；热自火生，非苦寒治热不退；热自阴虚，非滋阴治热不清；日晡潮热，非壮阳治热不退；往来寒热，非和解治热不清。热能耗液，清热而燥亦自止；风能胜湿，驱风而燥不自生。设或湿之为症，湿从水化，湿热而生水湿；湿自土生，水湿而聚阴凝，阴凝之症宜以燥湿可也，湿热之病亦以清热可也②。如其火之为病，君火从其心，相火从其肾，阴火从其补，阳火从其泻，虚火从其补，实火从其泻，此理治之大法也。

设若正治之法，风则散之，寒则温之，暑则清之，湿则燥之。燥者润之，火者泻之，热者凉之、寒之、清之，表者发之、清之、实之、升之、攻之，里者实之、下之，半表半里宜和解之，虚则补之，实则泻之，饮食不能健运宜消导之，以辛散之。气之闭者，宜以散之，以甘缓之；气之急者，宜以缓之，以酸敛之、收之；气之虚者，宜以收之；气之散者，宜以敛之，以苦泄之；气之实者，宜以泄之，以咸软之；气之坚者，宜以软之；郁者开之，气之郁者，宜以开之。淡者渗之，谓渗泄湿也；苦者下之，谓下气也；下者上之，谓升提也；上者清之，谓清头目也；

---

① 应：受，接受。
② 也：原作"生"，据杨鹤泉抄本改。

积者破之，如癥瘕积聚，破积是也。劳者温之，损者温之，温能除大热故也。轻清可以上升，重浊可以下降；清阳实四肢，浊阴走五脏；清阳发腠理，浊阴归六腑；阴中之阳发升上，阳中之阴利泄下，阳中之阳大温中，阴中之阴腹可通，阴中之阳清头目，阳中之阴利小便，此正①治之大法也。

设若五脏所宜之法，心苦缓，急食酸以收之；肝苦急，急食甘以缓之；脾苦湿，急食苦以燥之；肺苦气上逆，急食苦以泻之；肾苦燥，急食辛以润之。肝欲散，急食辛以散之；心欲软，急食咸以软之；脾欲缓，急食甘以缓之；肺欲收，急食酸以收之；肾欲坚，急食苦以坚之，此五脏所宜之法也。

设若所食之宜，咸走血，血病毋多食咸；苦走骨，骨病毋多食苦；辛走气，气病毋多食辛；酸走筋，筋病毋多食酸；甘走肉，肉病毋多食甘。又曰多食咸则脉凝泣而变色，多食苦则皮稿②而毛拔，多食辛则筋急则爪枯，多食酸则肉胝而唇揭，多食甘则骨痛而毛落，此所食可否之法也。

设若六淫所胜，各有平治。风淫于内，治以辛凉，佐以苦甘，以甘缓之，以辛散之；热淫于内，治以咸寒，佐以甘苦，以酸收之，以苦发之；湿淫于内，治以苦热，佐以酸淡，以苦燥之，以淡泄之；火淫于内，治以咸冷，佐以苦辛，以酸收之，以苦发之；燥淫于内，治以苦温，佐以甘辛，以苦下之，以甘润之；寒淫于内，治以甘热，佐以苦辛，以咸泻之，以辛润之，以苦坚之。风淫所胜，平以辛凉，佐以苦甘，以甘缓之，以酸泻之；热淫所胜，平以咸寒，佐以苦甘，以酸收之；湿淫所胜，平

明经法制论

三

---

① 正：原作"理"，据文义改。
② 稿：通"槁"。干枯。《说苑·建本》："弃其本，荣其稿矣。"

以苦热，佐以酸辛，以苦燥之，以淡泄之；火淫所胜，平以咸寒，佐以苦甘，以酸收之，以苦发之；燥淫所胜，平以苦温，佐以酸辛，以苦下之；寒淫所胜，平以辛热，佐以苦甘，以咸泻之，此六淫所胜各有平治也。

设若五运之主客，木位之主，其泻以酸，其补以辛；厥阴之客，以辛补之，以酸泻之，以甘缓。火位之主，其泻以甘，其补以咸；少阴之客，以甘泻之，以酸收之；少阳之客，以咸补之，以甘泻之，以咸软之。土位之主，其泻以苦，其补以甘；太阴之客，以甘补之，以苦泻之，以甘缓之。金位之主，其泻以辛，其补以酸；阳明之客，以酸补之，以辛泻之，以苦泄之。水位之主，其泻以咸，其补以苦；太阳之客，以苦补之，以咸泻之，以苦坚之，以辛润之。是故客胜则泻客补主，主胜则泻主补客，随其缓急而治之。

又有东垣引经之药，不得不记，实有益于十二经之见症也，实有备于十二经之脉络也。故曰：小肠膀胱属太阳，藁本羌活是本乡，三焦胆与肝包络，少阳厥阴柴胡强，大肠阳明并足胃，干葛白芷升麻当，脾经少与肺部异，升麻兼之白芍详，少阴心经独活主，肾经独活加桂良，通经用此药为使，岂有何病到膏肓。

又有本经十法不可不知。宣可以去壅，通可以去滞，补可以去弱，泄可以去闭，轻可以去实，重可以去著，燥可以去湿，湿可以去枯，寒可以去热，热可以去寒，此所谓十法也。

又言其制，君一臣二，制之小也；君一臣二佐五，制之中也；君一臣二佐九，制之大也。寒者热之，热者寒之，微者逆之，甚者从之，坚者削之，客者除之，劳者温之，结者散之，留者攻之，燥者濡之，急者缓之，散者收之，损者益之，逸者行之，惊者平之，上之下之，摩之浴之，开之发之，适事为故，此

《内经》之大法也。

自始至终不可舍其理，不可废其论，不可徒其读，务必用心于寒热温凉偏胜之气，辛酸甘苦咸淡之味，复审其补泻平治佐宜之法，明其表里虚实气血之论，诚为有学之明医也。

谷尝求羲、农，读《内经》，观《本草》，访《汤液》，考《图经》，辨《证类》，学东垣、丹溪选择用治，效雷公法制修炼，以百十余味君臣佐使之药，合诸家治病之用法，足以痊百病，愈百疾，故纂之于首，名之曰《本草纂要》，使后之医者近而易至，简而易闻，可为初学之阶梯也。故叙之于便览尔。

用药权宜论

论本草气味之殊，合太极阴阳之理，何则？太极动而生阳，静而生阴。本草气本于阳，味本于阴，然气者动之机，味者静之体也。《经》曰：味为阴，味厚为阴中之阴；气为阳，气厚为阳中之阳；气厚而味薄为阳中之阴，味厚而气薄为阴中之阳。故清阳发腠理，浊阴走五脏。又曰：辛甘发散为阳，酸苦涌泄为阴者此也。若曰药有用性，东垣曰升也降也，有谓性之设耳。殊不知阳邪下陷于阴经，非升麻之药不可升；胃火攻冲于头面，非石膏之剂不可降，此用性之法然也。

又谓主治何如？《内经》曰：主病之谓君，佐君之谓臣，应臣之谓使。盖主者，君主也，而用药以此为君也；治者，平治也，如辅佐君主以治之也。又有使者，如在下之职听命于使令①也。

帝曰：有毒无毒，服有约乎？岐伯曰：病有新久，方有大小，有毒无毒，固宜常治矣。且如半夏有毒，宜姜制之；杏仁有毒，宜去皮尖；厚朴有毒，去粗皮而姜炒；桔梗有毒，去芦梗与稍头；芍药有毒，宜火煨而酒炒；官桂有毒，去粗皮而用心。此制毒之大法也。

或者药有引经之用，假势力而归经；或者药欲治症而不投，必须制毒而治症。如其当归酒洗，可以行血而充元；白术土炒，可以健脾而不滞；芍药火煨，去酸寒，不能伐木；茯苓乳制，敛

---

① 令：原作"今"，据杨鹤泉抄本改。

淡渗固可生津；黄芩治火，从酒炒而行上；熟芐①滋阴，仗酒力而温经；牛膝生津，无酒洗不补；益智止溺，无盐制不神；黄连姜炒，治阴火而最佳；青皮醋煮，伐肝木而最妙；去湿固用苍术，无米泔而不能燥湿；开郁必用山栀，炒不黑而亦难散郁；干姜炮苦，能存中而自守，桑皮蜜炙，必止嗽而清痰。诸子宜炒，皆因口闭而未发生也；诸仁宜碎，恐发生而纵其性焉。此制药之法则也。雷公又云：药用酒洗，酒行血脉；药用醋制，酸敛收神。有盐炒者，从盐之咸，咸则入肾，咸可软坚；有姜炒者，得姜之辛，辛则散寒，辛从火去。土炒之剂，则壮之于脾，乳制之剂，则充其本元。火煨不寒，火炙温中，火炮则通行血脉又守中而不散，火煅则去毒不寒又收敛而和中。便制者壮精益神，能润下而滋阴；酥炙者取酥之力，有千斤之胜。此不易之法制也，知者当以理而求之，则动静之机，气味之本，闻一而推十可也。假以力而行之，则炮炙之论，修制之法，而万举万全无疑矣。本草之要岂不在斯乎，岂不在斯乎？愚有见于此，欲推而行之，故将诸贤活法纂于前，复将愚按心法著于后，而为之纂要云。

　　　　　　时隆庆元年岁次丁卯秋中元②吉旦③门生李珊谨集

　　　　　　　　　　　　　　　王仕清谨书

　　　　　　　　　　　　何先裕　汤文举

　　　　　　　　　　　　　王甫仁谨刻

---

① 芐（hù 户）：地黄。
② 中元：即中元节，农历七月十五。
③ 吉旦：泛指吉祥的日子。

目 录

卷之三

卷之四

卷之十二

卷之一

草部上

人　参

味甘，气温微寒，气味轻扬，阳中微阴，无毒。入太阴脾经，能健脾养胃；入少阴心经，能宁心定志；复入少阴肾经，能生津液，止烦渴，妙不可及。是故元虚火动，心志不宁，用此以安之，如惊悸怔忡、健忘恍惚皆可治也；精神散乱，魂魄飞扬，用此以敛之，如阳亡阴脱皆可回也；元本不足，荣卫空虚，用此以实之，如安胎、补气皆可用也。又若汗下过多，津液失守，用之可以生津而止渴；脾胃衰弱，饮食减常，或吐或泻，伤损过多，用之可以和中而健脾。大抵人参之剂，补气之药，入太阴肺经，肺火动者，切宜忌之，又不可徒谓肺热之人而不可服也。吾尝用法，参、芪并用，以之而固实元气；参、术并用，以之而和中健脾；参、苓并用，以之而安魂定魄；参、麦并用，以之而止渴生津，皆有明验。后之学者，不可以其峻补之剂，遂弃之不用；亦不可以其气得补而愈盛，遂舍之而不为也。丹溪曰：气虚不补，何由以行？但用参之法不可过多，服参之法不可太峻，必须服药之时徐徐饮之，此善处乎补泻者也，治当法之。

黄　芪

味甘，气微温，无毒。入手少阳经，手、足太阴经，补三焦之药也。善能充实腠理，排托诸疮。是以自汗、盗汗，腠理虚也，虚则非芪不能实；溃脓溃血，腠理弱也，弱则非芪不能托。痼冷沉寒，乃元虚之不足，虽用姜桂之属而无参芪之剂，则不能温经以回阳；阴虚不足，阳邪下陷于阴经，虽用升提之类而无实腠之药，则自上而复下也。是故补中益气汤用参、芪为君，升麻、柴胡为使；诸疮托里散以黄芪独用，使腠理固密而余毒不能妄攻于内。故治者果察其气有不足而与之，使正气复而邪气散矣，他症何由而生焉？苟不揣其气或有余而概与补气之药，则不助其正而反助其邪，必变证为喘咳气急之患也，岂可乎？吾尝秘用之法：平补而用参、芪，必兼苦寒，使气不能以自盛，致生胸闷之症也；大补而用参、芪，必兼消导，使补不能以太速，致生气急之患也。如邪盛而用参、芪，必先治其邪而少加补剂，使邪不能以胜正；气虚而用参、芪，必当调其气而大加补剂，使气得以受补也。如是推之，他症治例亦可详矣。

当 归

味甘、辛，气温，阳中微阴，无毒。入手少阴经，足太阴、厥阴经，乃生血、养血、止血、活血之剂也。盖吐血、衄血、溺血、便血或痔漏失血，或产崩损血，皆血亏也，必用归头以补之；如阴虚不足，精神困倦，或惊悸怔忡，健忘恍惚，皆血少也，必用归身以养之；如疮疡目痛，痈疽肿毒，或跌蹼①伤损，经闭、淋沥，皆血聚也，必用归须以破之。《本草》云：根升梢降，此之谓与②。若夫风寒之症有不可用，恐滞寒邪也；气郁之症有不可用，恐滞气不行也。予又闻之，归、芍同用，可以养血而敛血；归、芎同用，可以养血而行血；归、芪同用，

---

① 蹼：疑作"卧"。卧（fù 博），僵仆，倒仆。
② 与：同"欤"。

可以养血而补血；归、术同用，可以养血而生血。或者用之凉血，非配生地、芩、连不能凉；或者用之破血，非配棱、术、姜、桂不能破；或者用之止血，非配地榆、乌梅不能止；或者用之清血，非配蒲黄、山栀不能清。此不易之良法也，诚可秘之。

川 芎

味辛，气温，无毒。少阳经药，入手足厥阴经。上治头目，下调经水，中开郁结，血中气药也。是故川芎常为当归使，非谓治血有功，而治气亦神验也。何则？散风寒、破癥结、通宿垢、养新血、排脓溃、消瘀积、除胁痛、长肌肉、调经水、清寒湿、温中气、利头目、调胎前、益产后之圣药也。是以目痛赤肿，睛散荣热，非此莫疗；痛痒疮疡，痈疽寒热，非此莫和；太阳头痛，眉眶酸疼，非此莫去；验胎有无，鼓舞血室，非此莫知；开达心孔，调摄精气，非此莫通。吾尝芎、归同用，可以养心血而通瘀血；芎、芷同用，可以行头目耳鼻之经络；芎、苏同用，可以散初起之风寒；芎、芪同用，可以治诸疮，排脓托里；芎、苓同用，可以养心定志而开达心气；芎、术同用，可以温中快气而又通行肝脾。若夫咳嗽痰喘有不可用，恐提气上行也；热剧火盛有不可用，恐助气上腾也；中满肿胀有不可用，恐引气上升也。然则眼科、产科、疮肿科，此其为要药，必须以好酒洗制用。

甘 草

味甘，气平，生寒熟温，阳也，无毒。入太阴脾经、少阴心经，能实心脾；复入厥阴肝经、太阳小肠，能调下焦之气。生则泻火，熟则和中，是以气盛之人，用甘草以缓其气；气虚之人，用甘草以实其气。故《本草》云：甘以缓之、甘以实之是也。如中满之症，气之聚也，郁结之症，气之闭也。若用甘草则非惟缓气而反助邪，此又所当慎者也。予又闻之，甘草乃缓中不行之剂。且如中满之症，脾之邪也，脾喜甘，用甘味以治脾，则非惟不能治症而反助邪矣。郁结之症，气之缓也，甘能缓结，苟用甘味以治结，则非惟不能开结而反气缓矣，如斯二者奚可乎？是以吾家秘用之法：气之虚者宜以补之，故和中之剂用甘草以为君；气之盛者宜以缓之，故因心苦急急食甘以缓之；气之实者宜以泻之，故用甘草稍降火而利小便也。由是观之，则凡症之类于此者，亦可放①此而例推乎。

山 药

味甘，气温，无毒。入足太阴、阳明并手、足少阴，复入太阴肺经，益肺之不足；入少阴肾经，涩精之滑泄。上治心肺，下治腰膝，中能补中益气，开达心孔，润泽皮毛。或伤中羸弱，寒热交作；或阴虚咳嗽，有声无痰；或泄泻痢久不止，或惊悸恍惚不宁，或遗精浊带淋沥，如用此药，凉而能补。是以吾家秘法：治脾之症同参、术以用之，治心之症同参、苓以用之，治肺之症同参、麦以用之，治肾之症同参、柏以用之。此乃臣使之药，当用于平补之际，无毒可以常服，使能以乳制尤妙。

白 术

味苦、甘、辛，气温，味厚气薄，阴中阳也，无毒。脾经之要药也。盖脾虚不健，术能补之；胃虚不纳，术能助之。又有呕吐泄泻，霍乱转筋，此脾胃乘寒之症也，非术不能疗；涎

---

① 放：通"仿"。《论衡·自纪》："心难而行易，好友同志，仕不择地。浊操伤行，世何效放？"

痰壅盛，咳嗽喘急，此脾气不和之症也，非术不能平；腹满肢肿，饮食不纳，四肢困倦，此脾虚不足之症也，非术不能补。按：此剂兼黄连而泻胃火，与山药而实脾经，并苍术可以燥湿和脾，同猪苓亦能利水下行，黄芩佐之，固能安胎益气；枳实君之，犹能消痞除膨。温中之剂，无白术痛而复发；疮肿之症，用白术可以托脓。概尝论之：白术味之甘也，甘所以和脾；气之辛也，辛可以健胃。其性本清而质复浊尔，若用陈土炒之，制妙如神。

芍 药

味苦、酸，气微寒，气薄味厚，阴也，降也，阴中之阳，有小毒。入厥阴肝经，伐肝平木；入太阴脾经，健脾裹血。或曰酸者肝之味，肝得酸则邪盛而木旺，气盛而土衰，又何有健脾裹血之功，伐肝平木之理？殊不知阴中之阳，气薄而味厚，酸虽入肝，而苦寒亦能平木；酸能敛血，而气寒犹能生血。但赤者泻而白者补，赤入肝而白入脾，赤者利下焦而破结，白者补血气而和中，但用之者少分辨尔。大抵此剂，消痈肿，散疮毒，调血室，行荣卫，止崩漏，去瘀结，破坚消积，抑肝缓中，扶阳助阴，益气补血之圣药也。吾尝用治之法：与苓、术用，则能和脾而健胃；与归、芎用，则能养血而和血；与木香用，则能调胃而行肝；与青皮用，则能泻肝而平木，与黄、连用，则能治痢而止痛。若夫产后不可轻用，恐酸寒之味而伐生发之性也。血虚生寒之人禁用，恐酸苦之性而反生其寒也。至如修制之法，又所宜知。补血之剂，必宜酒炒；破血之剂，止宜生用。血虚腹痛，非火煨不能达血以止痛；温经回阳，非姜、桂、附、萸不能佐芍以阳复；凉血滋阴，非芩、连不能并之以生阴；扶元益气，非参、术不能并之以归元。虽曰血家之要药，但为臣使之职，弗能单行独立，随当归用，治无不验。

地　黄

味苦、甘，气微寒，味厚气薄，阴中之阳，无毒。夫地黄有生有熟，生入少阴心经，凉血而生血；熟入少阴肾经，补肾而滋阴。所以呕吐、咯衄之症，非此不除；惊悸怔忡、烦热之症，非此不效，盖心肾之要药也。又入厥阴肝经，生则凉血而明目，熟则补肝而益胆。复入少阴肾经，为阴分之药，宜熟而不宜生者也。是以阴虚不足，胎前产后，血气有亏，非熟地不能补；又入太阳小肠，为阳分之药，宜生而不宜熟者也。是以崩漏淋带，便赤溺血，气有偏胜，非生地不能凉。大抵此剂，生则止血而长肌肉；熟则养血而填精髓。生则降火而凉虚热；熟则滋阴而补心肾。生则泻脾中湿热；熟则退血虚劳热。生则利大肠，故凡产后、老人、久病虚人，大便秘结而不行者，非此不通；熟则益气力，利耳目，大凡情欲斫丧①而五劳七伤、精髓竭者，非此不补。愚按：生熟之剂与当归同用则能补血，与芍药同用则能生血，与芩、连同用则能凉血，与参、芪同用则能补气而补血，与姜、桂同用则能温经而行血，与地榆同用则能止血而固血，与童便同用则能养血而和血，此血家之神药也。但脾虚者不可用，恐动脾泄也；胃寒者不可用，恐滞阴寒也；气结者不可用，恐滞气不行也。若夫气症当用而不可缺者，则以姜制可也；血症当用而不可无者，则以酒制可也。

贝　母

味辛，气平，微寒，无毒。入手少阴太阴、足太阴经之药

---

① 斫（zhuó 浊）丧：喻摧残、伤害，特指因沉溺酒色而伤害身体。

也。主开结气，散郁气，平中气，解毒气，清心气，破癥气，攻痰气，治火气，此气分理气之药也。吾见疮毒之症，以之托里，以之收敛，以之护心解毒，何也？盖疮毒所生皆由气郁所聚。贝母为辛苦之药，辛可以散气，苦可以下气也；气散则毒自解，气下则毒自去，所以兼补气之药而为托里，兼和解之药而为收敛，兼发散破结之药而为护心解毒之论也。大抵贝母之剂，气清而不浊，能润乎心肺者也。是以胸膈窒塞，气挟痰而上升，兹能疏通而不滞；咽喉壅盛，痰随火而上客，兹能利导而无虞。配知母以用之，可以清气而滋阴；配芩、连以用之，可以清痰而降火；配参、术以用之，可以行补而不聚；配归、芍以用之，可以行气而和荣；配二陈汤代半夏用，可以开结散郁，平气解毒，清心降火，破癥攻痰等症也，治不可缺。凡用去心，畏乌头。

知 母

味苦、辛，气寒，无毒。足少阴本经之药也。主阴虚不足，发热自汗，百骨酸疼，咳嗽无痰，腿足无力，津液干少，头眩昏倦，小便黄赤，耳闭眼花，腰酸背折，是皆阴虚火动之症，惟此剂可以治之也。盖知母能补肾水，有滋阴之功；能泻肾火，有生津之妙；能固肾气，有实肾之理，此为肾家之药也。设若阴火攻冲，使咽痒而肺嗽；游火遍行，使骨蒸而有汗；胃火燔烁，使消渴而热中，舍知母其孰能治乎？由是观之，滋阴降火不出于此剂之能，泻南补北全仗于此剂之妙。所以知、柏并行，非惟降火之功大，实在助水之功多；知、贝并行，非惟清痰之治美，抑且益阴之理深，乃治阴之神药也。生泻熟补，生则养气滋阴，熟则益血补阴；生则去皮去毛，熟则盐酒炒用。

柴　胡

味苦，气平，微寒，气味俱轻扬，升也，阴中之阳，无毒。入少阳经，为引经之药，能退往来之寒热；复入厥阴之经，能调达肝气，引气上行者也。盖尝论之，柴胡有行气行血之功，寒热往来是邪气搏乎正气，邪正交①争而作寒热。用柴胡以治之，由其性能条达，故古者以为在脏调经，在肌主气者，良有以也。但伤寒初起不可用，因苦寒之性，恐引邪入少阳也；咳嗽气急，痰喘呕逆不可用，因条达之性，恐升提其气反助上行也。若夫气陷在下不可上，舍柴胡其何施？气郁于胁不可行，非柴胡莫能畅。所以柴胡能明目、止胁痛、泻肝火者，以其气有条达也。阳邪下陷于阴经，或少腹痛而疝瘕积聚，以其气有升提也。临症之时贵乎察其形症，随机应敌，庶无误矣。

黄　芩

味苦，气平、寒，味薄气厚，阳中阴也，无毒。入手太阴肺经，上治肺火；入足太阳膀胱，下清化源；复入少阳胆经，能凉表里邪热；又入阳明大肠之经，润大肠之燥，降三焦之火。殆见痰火咳嗽，气急喘盛，舍黄芩莫能清；小便赤浊，小腹急疾，非黄芩莫能疗；大便秘结，壅塞不行，非黄芩莫能通。又曰：清肌退热柴胡最佳，然而无黄芩不能凉达肌表；上焦之火山栀可降，然而舍黄芩不能上清头目。《本草》云：气清而亲上，味浊而泄下。此剂味虽苦寒而有泄下之理，体质枯飘而有升上之情，盖善能治三焦之火者然也。又闻方脉科以之清肌退热，疮肿科以之解毒生肌，光明科以之退翳明目，妇人科以之

---

① 可以行补而不聚……邪正交：此391字原脱，据杨鹤泉抄本补。

安胎止经。并山栀用，降肺火从小便而出；并黄连用，泻脾火自大便而行；并大黄用，泻胃火而通利肠胃；并二陈用，祛湿痰而止嗽清金。此盖诸科半表半里之药也。

桔　梗

味辛、苦，气微温，味厚气轻，阳中之阴，有小毒。入太阴肺经，为引经之药。主利肺气，通咽膈，宽中理气，开郁行痰之要药也。盖咳嗽痰喘非此不除，有顺气豁痰之功；头目之病非此不疗，有载药上行之妙。且如中膈不清，或痰或气之所郁，剂用二陈佐以枳、桔治之，无有不愈；咽喉口齿，或火或热之所使，治用芩、连佐以甘、桔用之，无有不痊。大抵桔配于枳有宽中下气之妙，桔配于草有缓中上行之功。又云：甘草之味缓，不可加枳、桔之性上而复下。今也欲其下气，必当去甘草而配以枳壳；欲其上行，又必加甘草而去其枳壳。所以古方立甘桔汤、枳桔汤以治咽痛郁结之症者，良有义哉。

苍　术

味甘、辛，气温性燥，气味辛烈，阳也，无毒。入太阴脾经，燥脾湿；复入阳明胃经，和胃气。主治霍乱、呕吐、泄泻、疟痢、腹痛胀满、阴疝、痿厥及寒湿等症。何则脾胃之药喜燥而恶湿，苍术乃大辛温之剂，能行气而燥湿者也。是以吾尝治症，欲令宽中顺气，开郁散结，必兼苍、朴而用之；欲使健脾和胃，温中进食，必兼苍、白而用之；欲其健行下焦，立清湿热，必兼苍、柏而用之；欲止心腹攻痛，温中利湿，必兼苍、萸而用之，此盖脾家治湿之妙药也。又曰：如欲补脾，必用白术；如欲清湿，必用苍术。若《本经》不分苍、白，以其土厚而人淳也；后人分而用之，以其多卑湿①之居处也。世尝谓其有驱邪辟恶之说，每焚术以为美，然岂止于此乎？苟于山岚瘴气，烟雾杀厉所生之地，得闻术味，非惟去湿除恶，抑且开脾健胃，安神助气，长生不老，此无方之神妙也。经曰：必欲长生，当服山精，是之谓欤。

黄　连

味苦，气寒，味厚气薄，阴中阳也，无毒。入手少阴心经，善治心火；入足厥阴肝经，善治肝火；复入胃与大肠，能肥肠益胃，乃沉静之药也。是故惊悸怔忡，健忘恍惚而心火不宁，非此不治；痛痒疮疡，诸家失血而邪热有余，非此不凉。又有目痛赤肿，睛散荣热，乃肝之邪也；胁痛弦气，心下痞满，乃肝脾之邪也；呕逆恶心，吞吐酸苦，乃脾之邪也；气盛壅塞，关格不通，乃脾胃之邪也，非此剂不能治。七情聚而不散，六郁结而不舒，虽用二陈以清气可也，然无黄连之苦寒，则二陈独不能清。虚热有动于火也，阴极有变于阳也，用苦寒以黄连可也，然无温补之剂，则黄连独不能行。又云：大便不通，用之可以润肠而下利；小便热秘，用之可以清热而行便。亦谓退暑热而消蓄暑，其功专于泻火；清湿热而治痔热，其功在于苦寒。是以予尝有秘用之法：治气之症，剂用二陈少加黄连；治寒之症，剂用温中亦加炒连；治火之症，剂用黄连加以芩佐；治郁之症，剂用炒栀尤兼姜、连，乃千古不易之良法也。惟夫元虚不足之人，苦寒有不能投，姜制可也；阴分之病，苦寒或不能纳，微炒可也。正所谓乘其机而发之，矢至弓验；假以力而使之，药到病除者乎。

---

① 卑湿：指低下潮湿。《史记·货殖列传》："江南卑湿，丈夫早夭。"

大　黄

味苦，气大寒，味极厚，阴中之阴，降也，无毒。入足阳明经、手阳明经，能荡涤肠胃，通利秘结。故其用法如蕴热之症，大便燥而不行，必用沉寒之剂，非此不能疏也；痈肿初发，肌欲溃而成脓，必须苦寒之药，非此不能散也。凡气实之人，气常有余，或因怒激气闭于中，或因郁结聚而不散，致令中气闷而大便结，与之枳、桔、二陈之剂，少加酒蒸大黄，妙不可述；又有好饮之人，酒常太甚，其脉大而有力，或弦洪大长，亦令中气满而大便闭，与之芩、连、二陈之剂，量加火煨大黄，妙亦难穷。或有跌蹼伤损，血瘀闭而不行，用桃仁、红花之剂加以酒洗大黄可也；又有阳明胃火，涎痰壅盛，喉闭乳蛾，腮颊肿痛而连口齿，用清痰石膏之剂，亦加生大黄可也。若夫产后去血过多，血虚秘而不行，当用养血润肠之剂，必戒大黄为要。且如老人虚秘，当用麻仁丸；虚人痰秘，当用半硫丸，大黄亦不可用。若光明科以之治目，在初发时以泻火为佳；疮肿科以之散热拔毒，在红肿时而解毒为妙。治者以此剂不可畏之而不用，亦不可视之而轻用，大抵功效之速，杀人亦速。若夫元虚不足，必不可用，恐正气虚而亡阴也；脉势无力亦不可用，恐大便行而不止也；风寒表症未解不可用，恐阴与阳争而变症也；伤寒当下，脉势无力不可用，恐阴盛则毙也。故曰：阳症下之早者乃为结胸；阴症下之早者因成痞气，用大黄之误也。谨之，谨之。

天花粉

味苦，气寒，味厚于气，阴也，无毒。入手太阳小肠，足太阴、阳明经之药也。故肺火盛而咽喉蛾痹，脾火盛而舌口齿肿，或里热盛而气血不清，或郁烦扰而闷乱不安，或津液结靤①而口舌干燥，或痰火壅盛而咳嗽不宁，或痈肿已溃未溃而热毒不散，或虚热虚火而咽干不利，是皆郁结之所致也，惟此剂开郁破结并能治之。又曰：天花粉能治渴，盖苦寒之性，从补药而治虚渴，从凉药而治火渴，从气药而治郁渴，从血药而治烦渴，乃治渴之神剂也，但用治有不同耳。予尝考之治渴之药：花粉其性苦寒，故治里渴；干葛其性甘寒，故治表渴。至若汗下之后亡阳而作渴者，花粉不可妄投，必用人参之甘温以生津治渴也；阴虚火动，津液不能上乘而作渴者，花粉不可概施，必用知母之甘辛以滋阴治渴也。又有五味子酸敛生津，其渴自止；麦门冬润燥生津，其渴不生；茯苓有利水活津之妙，乌梅有止水夺精之功，是皆生津止渴之药也，务宜斟酌。苟用之无法，反有害人者矣。虽然花粉乃中和之剂，其症当用人参之甘温而反与花粉之沉寒，必亡阳而脱阴也；当用干葛之甘寒而反与花粉之沉寒，必引邪而入里也。二者之间毫厘之差，千里之谬，可不慎乎！

半　夏

味辛微苦，气平，生寒熟温，阳中之阴也，有毒，宜姜制。入太阴脾经，和脾理气；入阳明胃经，燥湿健胃。然风寒可散，痰涎可利，湿郁可燥，内寒可温。或泄泻肿满，或肠鸣喘嗽，或霍乱呕吐，或疟痢瘴气，脾虚不足，是皆寒湿之症，惟此剂可以治之。或中风中气，或惊悸怔忡，或痿痓癫痫，厥逆狂越，

---

① 靤（bào 报）：当作䩱（yáng 仰），同"硬""鞕"。

心烦闷乱，眩运①动摇，是皆热痰之症，惟此剂可以除之。大抵半夏辛能理气开郁，温能攻表和中。与生姜用，其性散而不守，所以攻表；与干姜用，其性温而且守，所以温中；与苍术、厚朴用，可以燥湿，因其辛以导之也；与陈皮、甘草用，可以和中，因其辛以温之也；与香附、紫苏用，可以开郁解表，因其辛以散之也；与芩、连、山栀用，可以清热导湿，行痰降火，因其辛可散而苦可下也。所以风寒暑湿四气相搏，郁滞不清，非半夏不能和；七情六欲九气②所为，郁结于中，非半夏不能散。古方立二陈汤以半夏为君，意为此欤。

紫 苏

味甘、辛，性大温，无毒。入太阳膀胱、阳明胃经、太阴肺经之药也。盖风寒暑湿之症，可以发散驱邪；七情九气之病，可以清气开郁。设若痰涎不利，可利气而豁痰；妊娠不安，可安胎而顺气。又能开中气，清肺气，除寒气，利膈气，散结气，化毒气，乃治气之圣药也。抑又论之，苏之一物有三用焉，且如头疼骨痛，肢节不利，发散解表，专于苏叶之功；宽中利膈，安胎顺气，归于苏梗之力；定喘下气，清痰开郁，必于苏子之良。三者所用不同，法当详之，治有奇验。

白 芷

味辛，气温，气味俱轻，阳也，无毒。入手太阴、阳明，足厥阴、少阳，足太阴、阳明经之药也。盖上行头目，下抵肠

---

① 运：通"晕"。眩晕，昏厥。《金匮要略方论·五脏风寒积聚》："肺中风者，口燥而喘，身运而重。"高学山注："运与晕同。"

② 九气：多指怒、喜、悲、恐、寒、热、惊、劳、思九种，称为"九气"，由此可致多种疾病。又《诸病源候论·气病诸候》曰："九气者，谓怒、喜、悲、恐、寒、热、忧、劳、思。"

胃，中达肢体，遍通肌肤，以至毛窍而利泄邪气。寒以之发散，风以之驱风，湿以之燥湿。是故头痛目眩，四肢麻痹，肌肤不仁，或痒或痛，或疮溃脓湿不干，或两目作瘴而翳膜昏涩，白芷皆能治之。大抵此剂各有所因，得紫苏、麻黄可以解表而外泄风寒；得防风、荆芥可以驱风而散达皮肤；得藁本、川芎可以上行头目；得天麻、僵虫可以追逐面风；得山栀、黄芩可以清风热于肌表；得独活、苍术可以散风湿于四肢；得黄芩、黄连可以清湿热于肠胃；得羌活、独活可以除痛痒于一身。至若阳明引经，无升麻、干葛不能善行此经；肠风泄泻，无防风、白芷不能善止其泻。抑又闻之，风从汗泄，以之而发散驱风；风能胜湿，以之而助风燥湿，是皆白芷之功，此其治者不可不知也。

防　风

味甘、辛，气温，纯阳，无毒。夫脾胃二经行经药，太阳经本经药，乃卒伍①卑贱之职，随所引而至者也。主诸风周身不遂，骨节酸疼，四肢挛急，痿痹痫痓等症。又利肺气，润大肠，散风寒，除湿热，消肿毒，开郁结，治风之通用也。何也？与芎、芷上行治头目之风，与羌、独下行治腰膝之风，与当归治血风，与白术治脾风，与芩、连治热风，与连翘治目风，虽然风症无往不行，防风尽能去之，如无引经之药，亦不能独行者也。又曰：风能胜湿，防风可以治湿也；辛能发散，辛散可以驱风也；甘能缓结，甘辛可以开结也；温能利气，大温可以利肺气也。防风之体质如此，治风者苟能随机应敌，则功效无穷者矣。

---

① 卒伍：指士兵，喻指地位低下。

羌　活

味苦、甘、辛，气平，微温，气味俱轻，阳也，升也，无毒。入手太阴、少阳，足少阳、太阳、少阴、太阴、阳明、厥阴之药也。善行入经，能解表间之风寒，清理荣卫之邪热。如头痛目疼，身热恶寒，四肢拘急，乃风寒之症，以此辛温之剂而配发散之药，未有不痊者也。或头痛目眩，四肢怠惰不能屈伸，腰膝拘急不能挽①仰，亦皆风湿之所致也。以此苦辛之剂，自能条达乎肢体，通畅乎血脉，攻彻乎邪气。是故疮症以之而发散，因其苦辛而微温也；目症用之而治羞明瘾涩，肿痛难开，因其辛散而苦下也；风症用之而治痿痓癫痫，麻痹不仁，厥逆强仆，因其味辛以攻脏腑，气温以散肌表也。吾又闻之，羌活之剂，其体轻而不重，其气清而不浊，其味辛而能散，其性行而不止，故能上行于头，下行于足，遍达肢体，以清气分之邪，散风寒湿之神药也，善用者宜察之。

独　活

味甘、苦，气辛、温，无毒。乃手太阴、少阳，足厥阴、少阳，太阳、阳明经之药也。主善行血分，上至头项，下至腰膝。与羌活不同，羌活之气阳也，独活之气阴也；羌活之气清而不浊，独活之气浊而不清；羌活之气舒而不敛，独活之气敛而又舒；羌活行气而发散荣卫之邪，独活行血而温养荣卫之气；羌活有发表之功，独活有助表之力；羌活解表自头至足，所以通彻乎荣卫；独活助表自项至膝，所以条达乎气血。故羌活入太阳之经，独活入少阴之经也。且如颈项不能屈伸，腰膝不能

---

① 挽（tuō脱）：疑作"俯"。

抑仰，或痿痓难行麻痹不用，皆风与寒之所致，暑与湿之所伤也，必用此剂之甘温以荣养其气血，用此剂之辛温以荡涤其邪秽。是以古之方书羌、独并用，《本草》所收一种，意在其中矣。

前　胡

味甘、苦，气辛、温，无毒。手太阴，足太阴、太阳经之药也。何则伤风之症，咳嗽，痰喘，上气盛而不息，此肺经之邪也，惟前胡味之甘辛有以通畅乎肺气，使风可解。伤寒之症，头痛，恶寒，身热，骨疼，此膀胱之邪也，惟前胡气之辛温有以驱逐其风邪，使寒可清。又若小儿疳热，大人痰热，皆由脾经之湿也，舍此则不可治；妊娠寒热，疮肿发热，皆由邪闭腠理也，舍此则不能清。大抵前胡之剂与柴胡不同，柴胡气味苦寒，入少阳、厥阴，治在半表半里之间，以清往来之热；前胡味苦辛温，入太阳、太阴，专攻初表之时，以清肌表之热。假如伤寒初起，当用前胡以散表邪，若使用柴胡于初表，则苦寒之性必引邪入少阳矣。又如邪在半表之间，当用柴胡以清肌热，若使用前胡于半表，则汗多表虚，亡阳可立而待矣。二者之间不可不审。

香　附

味辛、甘，气微温，阳中之阴，无毒。主心腹攻痛，积聚郁结，痞满癥瘕，安胎顺气，为妇人之仙药也。其制法有四：一盐炒，一醋炒，一酒制，一便制，各因其所用也。且如盐炒，使咸寒之气润下，或喘或满或积聚郁痞，坚实而不行者，得盐之咸，咸能润下，咸能软坚故也。醋炒则使酸辛之性收敛，若胎前产后，崩漏淋沥，非酸不能敛其血，非辛不能行其血也。

至如酒制之法，盖酒通血脉，若癥瘕积聚，若跌蹼损伤，若肿毒已溃未溃及死血瘀血积滞于中，非附不能行其气，非酒不能行其血也。便制之法，盖童便，阳之精也，若血虚之症，去血过多，阴无所附，惟得阳之精以为依倚，非附不能养其气，非便不能倚其血也。大抵香附之剂，血中气药也，气无血不和，血无气不行，古方与艾叶醋煮为丸，疗妇人百病，欲其血调气和之意也。若不制而单用，则又能开郁行气，通畅百脉，治有余之神药也，此各有其所长。

卷之二

草部下

麻　黄

　　味苦、甘，气温，气味俱薄，阳也，升也，无毒。手太阴经药，入足太阳经，手少阴经、阳明经。荣卫药也，主伤寒，有大发散之功，与紫苏、干葛、白芷等剂不同。盖麻黄苦为地中之阴，辛为发散之阳，故入太阳经，散而不止，能大发其汗，非若紫苏、干葛、白芷之轻扬，不过能解表而已也。伤寒之症必用麻黄，无麻黄不能尽出其寒邪。又曰：麻黄配天花粉用治乳痈，下乳汁，以其辛能发散，辛通血脉故也。又曰：麻黄配半夏用能治哮喘、咳嗽，以其气之闭者，宜以辛散之故也。抑又论之麻黄根亦能止汗，何也？根苦而不辛，盖苦为地中之阴也，阴当下行而麻黄之根亦下行，所以根能止汗者此也。又苗何以发汗而升上？经云：味之薄者乃阴中之阴，气之厚者乃阴中之阳。所以苗能发散而升上，亦不离乎阴阳之体也，故入足太阳。

干　葛

　　味甘、平，气寒，性轻浮，无毒。足阳明经行经药，又入足太阴经药也。主清风寒，解肌热，净表邪，止烦渴，泻胃火，除胃热。其功又与苏、麻迭用，何也？盖辛温可以攻表，甘寒可以泻火，然而干葛则甘寒者也，紫苏、麻黄则辛温者也。果何如以为迭用哉？彼伤寒之症，病在太阳之经，无麻黄之辛温不能汗解其表邪；风寒之症，病在分腠之间，无紫苏之甘温不能轻扬以发汗，至若干葛之甘寒亦可以为攻表之剂者也。是以吾尝考之：伤风之症，风邪未解，其汗自生，苟欲发散则不可投以再汗之药者也；温热之疫，亦未表也，自汗大来而表邪尤甚，苟欲解表亦不可投以辛温之药者也。二者之症，欲其解表，则何以为宜？必须干葛之甘寒，清肌以退热可也，否则，舍干葛而用辛温，非惟表邪空虚，亦且多汗亡阳也。然而当用辛温之药反用干葛甘寒之剂，则又禁太阳之邪，吾见表反不解而引邪入里矣。治者亦宜辨之。

麦门冬

味甘微苦，气平微寒，阳中微阴，无毒。入手太阴经，能平肺气；入手少阴经，能宁心志。主心气不足惊悸怔忡，或健忘恍惚而精神失守，或肺气不利而咳嗽有痰，或肺痿吐脓而短气羸瘦，或火伏肺中而迫血妄行，或虚劳客热而郁结不利，或脾胃不调而饮食伤中，此皆心肺之症，非麦门冬不能治者也。然以其体质言之，味甘气平能益心肺，味苦气寒能降心火，故其用法又有异焉。得人参则能补心肺，得芩、连则能泻心肺，得百合则能敛心肺，得天门冬则能保心肺。然则此剂者乃心肺必用之药也，但与天门冬治症不同，天门冬补中有泻，麦门冬泄中有补，苟于二者而并用之，则补泻之兼全而心肺之交济矣。凡用者去心，不去则生烦，此又其至要也。

天门冬

味苦、甘，气平，性大寒，气薄味厚，阴也，阳中之阴，无毒。入足少阴经、手太阴经药也。盖此剂凉而能补，故入足少阴；保肺降火，故入手太阴。主益气，去咳逆，疗肺痈，定喘嗽，通肾气，止消渴，清吐衄，泻肺火，滋阴血，补劳伤，壮气力，利小便之圣药也。抑又论之，苦以去滞血，甘以助元气，然则此剂治热之功多而元虚热盛者宜用之也，若夫虚寒之人则宜禁止者矣。

五味子

味酸，气温，味厚，气轻，阴中微阳，无毒。入手太阴肺经，益肺生津；入足少阴肾经，补肾益精。尝观咳逆虚劳而精神失守，上气喘急而脉势空虚，此固津液之不能上乘者也；又有劳伤不足而肢体羸瘦，虚气上乘而自汗多来，此固津液之不能自守者也；亦有阴虚火动而精元耗散，亡阴亡阳而厥逆脉脱，此固津液之不能内固者也。间尝窃取五味生津之法，与参、芪用，将以敛汗生津；与参、麦用，将以止渴生津；与参、苓用，将以养气生津；与参、术用，将以健脾生津，与参、归用，将以养血生津，此为生津之药，故用之而不弃也。虽然在上入肺，在下入肾，入肺有生津之理，入肾有固精之功，殊不知津为济渡之处，液所上升乃曰津液。然而阴精足则阳津溢，肾气盛则肺气充，五味有生津之理而实有益肾之功，故孙真人用生脉散，夏月调理元虚不足之人，意亦在其中矣。

升　麻

味甘、苦，气平，微寒，味薄，气厚，阳中之阴也，无毒。阳明经引经药，太阴经升提药。主内伤元气，脾胃虚败下陷至阴之分；或醉饱房劳，有伤阳气致陷至阴之中。二者之症不同，均之下陷者也，必须升麻以提之。又或呕吐下利过伤脾胃，或小腹少腹急疾作痛，或大小便后重窘迫，或湿热镇坠腰膝，或疮肿下陷黑紫，或风寒发散无汗，亦皆元气下陷邪气反盛之故，苟非升麻不能扶正驱邪也。大抵此剂升提之药，诸药不能上行，惟升麻可以升之，观其与石膏同治齿疼，意可见尔。古方又用于补中益气、升阳益胃、升阳除湿诸汤，亦可详矣。

藁 本

味辛、苦，气温，气厚味薄，阳也，升也，无毒。乃太阳经本经药。主妇人疝瘕等症，或阴中肿痛，或腹中急疾，惟此药能利下焦之湿，能除小肠之气，故宜用之也。又或头风头痛，或巅顶痛，或大寒犯脑更连齿痛，惟此药能清上焦之邪，能除膀胱之气，故亦宜投之也。大抵藁本之剂，阳也，升也，在下之病可升，故入太阳小肠；在上之病可清，故入太阳膀胱。

细 辛

味甘、辛，气大温，无毒。气厚于味，阳也，少阳经药，少阴经引经药。主头风脑痛，百节拘挛，风湿痹痛；又消死肌，破结气，治口臭，除鼻痛，止目泪，疗牙痛，散口疮，温中气，利九窍之圣药也。吾尝考之：此剂虽驱风逐冷，破气除寒尤为至截，然而开脏腑之寒非佐姜、桂不能开；破诸积之冷非佐姜、附不能破；除少阴头痛非佐独活不能除；疗诸经之风非佐防风不能疗。乃为至捷之药，亦不能单行独立而用治也。

连 翘

味苦，气平，微寒，气味俱轻，阳也，无毒。手足少阳经、阳明经，入手少阴心经药也。主诸疮痈肿，未溃发散，已溃生肌；眼症，驱风明目，散肿止痛；喉症，开结气，去风热，清痰下气；或龈宣袒露，或舌肿破烂，或耳塞暴聋，或头风头痛、两腮作肿，或头目昏眩、斑疹疙瘩，是皆风热之症也。连翘气味轻扬，能消诸经之热并宜用之。吾闻用之之法：从荆、防而治风热；从芩、连而治火热；从大黄而治燥热；从苍、柏而治湿热；从归、芎而治血热；从山栀而治郁热；从黄连而治烦热。此轻扬之剂，上行最多，若夫耳、目、口、鼻、咽喉、齿、舌等症随所从而用之，无不验者。

泽　泻

味甘、咸，气寒，味厚，阴也，阴中微阳，无毒。入足太阳经、少阴经。主通利下焦，去胞中之垢，消蓄积之水。是故遗精梦泄，癃闭淋沥，泄泻自利，湿热黄疸，寒湿脚气，阴汗湿痒如三焦停水之症，并皆治之。何也？以其味甘咸且厚，有固肾之理；阴中微阳，有滋阴生水之功。然而与猪苓所治则一，但所用不同者尔，盖猪苓之性燥，泽泻之性润；猪苓治水有损元气，泽泻治水能生肾气。古方以二药并用者，由其性燥而兼性润，则燥润有合于中和，损气而又能生气，是以元气不为所害也。近世医者补药中用泽泻，其理亦由此欤。

玄胡索

味辛、苦，气温，无毒。入手足太阴经，乃破血之要药也。主产后诸病因血所为，或积聚而停结，或蕴蓄而瘀滞，或胀或满，或瘕或痛，或月水不调而腹中结块，或崩中淋沥而漏下不止，或恶露上逆而恶心眩运，是皆妇室血分之病，必以此剂治之者也。又于男子可治之症，然而心气痛，小腹痛，暴腰痛，疝瘕痛，此又血分之痛也，而亦俱可用之。用之之法何如？彼欲其行血，则当以酒制；欲其止血，则当以醋炒；欲其破血，则当以生用；欲其调血，则当以炒用，苟使非血之病用之无益也，奚其宜。

地　榆

味苦、甘、酸，气微寒，味厚，阴也，无毒。治下焦湿热之药。吾见便血溺血，崩漏下血，浊血带血，肠风痔血，或下痢日久而去血不止，或经水无期而乍往乍来，或产后血虚而恶露不尽，或下焦积热而痔漏脱肛，是皆湿热之症，非沉寒之气不能清湿中之热，非苦寒之味不能敛下焦之血，非阴寒之性不能利下焦之湿，所以必用地榆者也。然而施治之法抑又异焉：与归、芍用敛血而甚速；与归、术用实脾而有余；与归、连用清热而不已；与归、苓用治湿而有功；与归、黄用止血中之痛；与归、姜用温经而益血。大抵酸敛寒收之剂，得补则守，得寒则凝，得温暖而益血归经，在善用者当自得之也。

汉防己

味辛、苦，气平、寒，阴也。虽通十二经，善治下焦，自腰以下至足之风湿必用之药也。此药能除风水之气、山岚瘴气、寒热邪气、湿热脚气、拘挛风气、喘嗽肺气、支满结气、疥疮毒气，皆风湿之所致也，并能治之。吾尝详其用法：若腿足肿痛，腰膝重坠，湿也，必兼燥湿之剂以用之；若四肢挛急，口眼喎斜，风也，必兼驱风之剂以用之。苟外此而欲单行，宜用酒磨，假酒力而行之亦可。

常　山

味苦、辛，气寒，无毒。治疟之神剂也。夫疟者，痰症也，古人谓无痰不成疟，可见常山能开脑中大结痰涎之气也。故凡温疟、寒热往来、蛊毒胀气、洒淅恶寒，是皆风寒不清、痰结脾家之证，用此开痰之剂治之，无不效者。若得甘草，用之尤妙，但体虚久病之人慎不可服，盖其开痰甚速，使用之不当令人大吐，岂可轻试之乎！

草龙胆

味苦、涩，气大寒，气厚，味厚，阴也，无毒。主益肝胆，止惊惕，除目胀，去努①肉，治黄疸，利湿肿，清胃热。是以吾尝用法：治上焦之症以酒洗之；治下焦之症亦生用之。又常佐柴胡以之而治目疾；佐黄柏以之而治湿疾；佐归、芎以之而助肝益胆；佐苓、术以之而除胃中伏热。但空腹勿饵，令人溺之不禁。

玄 参

味苦、咸，气微寒，无毒。足少阴经君药。主清上焦之气，肃清而不浊，故治咽痛喉哑，或腮肿喉痹，或舌强乳蛾，或头重有痰，或咽膈不利，或阴虚火盛而咳嗽无痰，或肾虚骨蒸而劳热潮热，是皆有余不足之症，皆可治也。秘用之法：有余之症以苓、连配之；不足之症以参、苓配之；上焦之火以知、贝配之。大抵玄参之剂，性虽轻清而体质甚浊，清则上升，而浊则下降，所以治火有清上降下之神效也。吾见造香之家合香料以玄参为君，其香最美，盖由玄参有管领诸气上行之妙，清而不浊，既结氤氲叆叇②之气，聚而不散，反流香于下，肃清于人，宁不谓澄清上焦之气而降上膈之火乎？意有取焉尔。

苦 参

味苦，气寒，纯阴，无毒。手足阳明经之药也。主治大风有功，凡一切风癫、风癣、风疥、风疮，或厉风而眉发尽落，或风秃而眉炼丹流，或时疮而肿块破烂，或皮燥而抓痒风屑，是皆风热之症也，惟苦参可以治之。又有肠风下利、肠澼泻血、积聚黄疸、淋沥尿血，是皆湿热之症也，亦苦参可以疗之。大抵苦参之剂，苦可以除热也，寒可以凉血也，虽然治风有功，

---

① 努：凸突。
② 叆叇（ài dài 爱戴）：云盛貌。

殊不知热胜则生风也；治湿有效，殊不知湿胜则生热也。然而东南之人皆是湿生热，热生风，风胜则下血，热胜则生疮，此理之所必然也，苟非此药其何能治之矣乎。

红　花

味辛、甘、苦，气温，阴中之阳，无毒。和血、破血之药也。主产后百症，或烦，或晕，或恶露抢心，脐腹绞痛，或胎衣不下，子死腹中，或沥浆难生而蹀躞不下，是皆产后等症，非红花不能破血以治之也。又若老人、虚人，脾结而大便不行，或跌蹼损伤而气血瘀积，或经闭不通而寒热交作，或疮毒肿胀而溃痛难安，或月水不调而过期紫黑，是皆血气不和之症，非红花不能调血以治之也。大抵此剂得酒则能和血而养血；得归、芍则能和血而生血；得苏木则能和血而破血；得棱、术则能破血而行血；得地榆则能敛血而生血；得姜、桂则能行血而散血。乃血家之要药也，凡用须酒洗之。

三　棱

味苦、辛，气平，无毒。阴中之阳，血中气药也。盖血随气行，气聚而血不流则生气结之患，惟三棱辛苦之剂能破血中之气。若积，若沥，若结核，若痞块滞于关格郁结不散，致令心腹攻痛下上无时，或癥，或淋，或癃闭，或便涩，蕴蓄下焦致使痛引小腹，急疾不利，非破气之药不能通，惟三棱可以治之。大抵此剂开结而至烈，破滞而不辞，有斩关夺将之功者也，元虚之人还宜忌之，虽用炮制，大伤正气，非气盛血实之人不可用也。

蓬　术

味苦、辛，气温，无毒，气中血药也。主霍乱、冷气、心腹攻痛、积聚痞块，每发无时；又破疢癖，通月水，消瘀血，开结气，治气中之血也。大抵此剂为破气血之药，其性猛励，虚人禁用，恐伤元气，制宜醋炒。

天　麻

味辛、甘，气温，无毒。主头风头痛，诸风湿痹，四肢拘挛，小儿惊风，大人痫痓等症。大抵此剂，利腰膝，强筋力，通血脉，去肢满，开九窍，利周身，疗痈肿之神药也。《衍义》云：凡用天麻，须将别药相佐使，然后见功有效。仍须多用之为宜。

南　星

味苦、辛，气平，有毒。主中风口眼㖞斜，风痰麻痹不仁，气结瘿核坚积，诸疮初起红肿，跌损久滞瘀血，痰涎壅结不利，气郁停聚关格，惟此苦辛之剂，能大散风痰气结而为必用之药也。大抵此剂与半夏相同，半夏气辛而且守，南星气辛而不存；半夏之性燥而且润，南星之性燥而且急，如元虚者禁用可也。古方以牛胆制南星，名之曰胆星，盖星被胆所制，则苦寒之性制星而不燥，又胆有益肝镇惊之功，使惊风惊痰，虚火虚痰并可治矣。吾尝论之，南星治痰可治有余，胆星治痰可治不足，如元本气盛之人而遇风痰气盛之症，非南星不能散也；如元虚气弱之人而遇惊虚痰嗽之症，非胆星莫能疗也。二者施治宜当审用。

秦　艽

味苦、辛，气平，微温，无毒。阴中微阳，入手阳明大肠经药也。主风寒湿气合而为痹，肢节疼痛，遍身拘挛，五疸湿热，一身尽痛，肠风脏毒、痔漏、脱肛并皆治之。尝论此药，辛所以入阳明，苦所以利大肠。苟能以酒洗之，酒助其性，则风症可以驱风，寒症可以清寒，湿症可以利湿，乃风寒湿之神药也。是虽辛温之剂，行阳明经润燥之药。

远　志

味苦，气温，无毒，心肾二经之药也。主治咳逆，补不足，除邪气，利九窍，益智慧，聪耳目，强志力，利丈夫，定心气，止惊悸，益精髓，壮元阳，下膈气，止梦泄之神药也。叶名小草，所治皆同，虽不能及于远志，而补阴益精之用大略相当也。吾尝用之之法，远志补于阳，小草补于阴，远志利于气，小草益于气。本草曰：根升梢降，此之谓也。

破故纸

味苦、辛，气大温，无毒。入少阴肾经之药也。主五劳七伤，阳虚肾冷，精道不固，蓦然流出，或体虚袭风，四肢疼痛，或精髓伤败，阳虚无力，或肾虚久冷，小便频多，或阴囊湿痒，阴汗如水。吾尝以盐酒炒令香熟，研细用，使咸入肾经，酒行阳道，香则通气，熟则温补，治无不验者也。

何首乌

味苦、涩，气平，微温，无毒。乃足太阳经、少阳经之药也。主消痈肿，黑须发，悦颜色，壮精神，长筋骨，添精髓，健腰膝，延年不老，令人有子。吾观此剂，苦涩固能滋阴益血，甘温亦能壮阳补气。色有二种，赤为阳，白为阴，其茎遇夜交合，禀天地精华结成者，故名之曰夜合，又名曰交藤。凡用拌黑小豆酒蒸，曝干，以竹刀去粗皮，用忌见铁。

威灵仙

味苦，气温，无毒。主风湿冷气，通十二经之药也。治大风皮肤痛痒，去腹内冷滞结气，除脏腑积聚痃癖，驱膀胱宿积恶水。大抵此剂宣行五脏，通利腰膝之圣药也，其性走而不守，若多服疏人真气，虚者切宜禁用。

牛　膝

味苦、酸，气平，无毒。入足少阴肾经之药也。主寒湿痿痹，四肢拘挛不可屈伸，或肾气空虚而腰膝软弱，或精气不足而梦遗精滑，或下焦湿热而脚气腿肿，或产后去血而不时晕眩，或阴虚不足而精髓枯竭，是皆肾经不足之症，惟牛膝可以补之。又逐瘀血，通经脉，破癥瘕，除积聚，治乳痈，消肿毒，理内伤，续筋骨，是皆气盛血实之症，惟牛膝可以破之。大抵牛膝之剂，川淮者补，土产者破。川淮者所禀太厚，肥而且长；土产者所禀浅薄，短而且细。欲其补精益髓当用川淮，欲其破血破气当用土产，二者之间随症用治。

蒲　黄

味甘，气平，无毒。血分之药也。主诸家失血，若吐血衄血，若溺血便血，或崩漏下血，或跌蹼损血，或肠风下血，或肿毒出血，是皆血家之候，惟蒲黄可治之者也。大抵蒲黄之剂，清膀胱之源，利小肠之气。如血之上者可以清之；血之下者可以利之；血之瘀者可以行之；血之积者可以除之；血之闭者可以破之；血之行者可以止之。抑论凡药之性，可行也不可止，可止也不可行。今也蒲黄之剂，行止之兼全者，果何为哉？吾闻生则利，熟则补；生则行，熟则止。所以破血之剂用蒲黄而必宜生，止血之剂用蒲黄而必宜熟；生则筛过如面嫩黄则易破也，熟则炒过如煤存性则易止也。若蒲萼粗末赤色者，须炒用；如面细嫩黄者宜生用。

续 断

味苦、辛，气微温，无毒。调气和血之药也。主内伤，补不足，调血脉，治金疮，续筋骨，疗腰痛，散诸血，缩小便，止梦泄，暖子宫，益关节，乃女人产前产后之要药也。但临产或难，内有所伤，必以续断治之，正所谓断者有所续也。故接骨之剂亦以续断为先，内伤之症又以续断为补。大凡所断之血脉，非此剂不能善续以继之也，故名之曰续断，名以义起，斯药之谓乎。

益母草

味辛、甘，气微温，无毒。乃行血养血之药也。吾见妇人临产之时，气有不顺则迫血妄行，或逆于上，或崩于下，或横生不顺，或子死腹中，或胎衣不下，或恶露抢心，或血胀血晕，或沥浆难生，或为呕哕恶心，或为烦闷头眩，是皆产后危急之症，惟益母草善能治之。又见疮肿科以之消诸恶毒及疗肿痈疽，以其行血养血之说也；眼科与之明目益睛及治头风眼痛，亦以养血和血之论也。大抵此剂，行血而不伤新血，是以治血之功大；养血而不滞瘀血，是以和血之功多，诚为血家之圣药也。临产当以童便酒煎，庶无前症，名为益母，良有以哉。

肉苁蓉

味甘、酸、咸，气微温，无毒。补肾之药也。主五劳七伤，阴虚不足。情欲研丧以致羸弱，或茎中寒而内热交作，或阳道衰而阴器不举，或精髓虚而腰膝无力，或崩带下而血气空虚，是皆肾气不足命门火动之症，以此治之无不验也。大抵苁蓉乃温经之剂，吾闻男子绝阳不兴，苁蓉可以兴阳；女子绝阴不产，苁蓉可以生产。此其峻补之剂，有益精养血之功；又为精化之物，有强阴壮阳之理。制用酒洗，去浮甲为妙。

车前子

味甘、咸，气寒，无毒。主淋沥癃闭不通，小便赤白带浊，阴茎内肿疼痛，精道久虚暴冷。大抵此药与茯苓同功，但此药通利而不骤，去浊而澄清，温经而有益。尝见补药之方用之，令人强阴有子；眼药之方用之，治人目赤肿痛；痢疾之方用之，使人通彻小水；湿痹之方用之，与人利水行气，有速应之神功也。宜炒熟研细，用有大效。

紫 苑①

味苦、辛，气温，无毒。主咳逆上气，胸中结气，肺经虚气，喘促痰气，小儿惊气。凡热客心肺之症，有动血痰之嗽，非此不能治之者也。然而此剂虽为治嗽之药而与他剂不同，盖此药能行气养血，治嗽之中有益于血痰之症，善用者苟于血家之药而兼佐之可也。

---

① 苑：通"菀"。《正字通·艹部》："苑，通菀。"

卷之三

木部上

官　桂

味甘、辛，气大热，有毒。入足少阴肾经。能补肾温中，阳中之阳。治小腹腰痛，四肢厥逆，助阳益阴，行血敛汗，破积堕胎，逐冷回阳之神药也。然而此剂有二用焉，体薄者谓之官桂，体厚者谓之肉桂，枝干而体微薄者谓之桂枝，此三剂所用固不同也。若以官桂言之，旁达四肢，横行直往，如手膊冷痛，足膝酸疼，非此不能行气以通血也。又或恶露不行上攻心呕，或痈肿已溃未溃护心托里，或跌蹼损伤破血去积，非此不能行血以调气也。至如肉桂一剂，乃温中之药，若阴虚不足而忘①阳厥逆，若心腹腰痛而吐利泄泻，若心肾久虚而痼冷怯寒，无此亦不能温中以回阳也。至若桂枝一剂，可以实表，可以助汗，且如伤风之症，未表而汗自行，此表虚也，设若再汗则亡阳必矣，须用甘辛之药实表之虚而托邪之出，使寒去而汗敛也，非谓此剂可以实表而敛汗也。至若自汗盗汗之症，概而与之，则又取祸。大抵桂为猛励之药，其性最劣，不可多服。古方配二陈用，则行气之功大；配四物用，则行血之功速也。

青　皮

味苦、酸，气微寒，入厥阴肝经伐肝平木，入太阴脾经安

---

① 忘：通"亡"，遗失。《汉书·武五子传》："臣闻子胥尽忠而忘其号。"

脾助胃。主胁痛呕吐，腹痛急疾，疝痛弦气，或肝火盛而目痛眼赤，或怒气郁而胸胁胀满，或痰涎不利而七情内结，得此之症者，皆由肝木之邪盛，脾土之气衰，土被木克，木来侮土之意也。必须药用青皮之苦酸，以酸入肝，以苦治邪。又有微寒之气止痛开结而引入厥阴以伐肝平木，又安有脾土之气衰，肝木之邪盛，土被木克之意乎？

厚 朴

味苦，气辛，性温，入太阴脾经健脾理气，入阳明胃经通肠行胃，乃中州之要药也。是以气滞于中，郁结不散，食积于胃，羁而不行，非厚朴之辛温不能燥达以舒畅也；或湿积而不燥，或痰聚而不清，又见厚朴辛可以燥湿，苦可以清痰也。气之弗能上者，辛则益气而上；气之不能下者，苦则泄气而下，此其所谓中州之药乎。吾尝秘用之法：苍、朴同用，以之而健脾宽中；夏、朴同用，以之而燥湿清痰；草、朴同用，以之而和脾健胃；枳、朴同用，以之而下气宽肠；苏、朴同用，以之而发散邪气；桂、朴同用，以之而驱寒温中；楂、朴同用，以之而清气消食；萸、朴同用，以之而行湿燥阴。盖非粗用之杂药，亦非猛烈有伤于气者也。而每用每效，实有理气行气之功，但气之盛者用无不验，气之弱者宜少用之。本草云：朴树最高，多为鹳宿，粪毒狼藉，宜去粗皮，姜炒备用。

茯 苓

味甘、淡，气平，阳也，无毒。入太阴脾经，复入太阳膀胱、少阴心经，坚固荣卫，分理阴阳，疏通渗泄，利水实脾，化膀胱之源，宁心肾之气者也。故镇惊定志非茯苓不能除，清血化气非茯苓不能疗。若夫健脾之剂多用茯苓，盖脾喜燥而恶湿，茯苓淡渗以实脾也；镇惊之剂亦用茯苓，惊乃气之虚，茯苓气之实，今借气之实而壮气之虚也。膀胱湿热不清，水道蕴蓄不利，茯苓能清化源也；脏腑癥瘕积聚，小便癃闭淋沥，茯苓能清血化气也。本草云：气虚之人不可用，因其淡渗有泄下也；自汗之症不可用，因其发汗不可利小便。又云：茯苓能生津液。殊不知津为济渡之处，液之往来乃曰津液。茯苓生津因其利窍利水而活动其液，非若人参而真能生液也。元虚之人还宜忌之，故产后多禁用。

木 香

味苦、辛，气微温，无毒。入阳明胃经能和胃气，入厥阴肝经能行肝气，复入太阴肺经能泻肺气。阳中之微阳，性走而不存，非若干姜、吴萸之存守者也。惟其性走，是以两胁作疼而气闭咳嗽，或阴疝弦气而攻引小腹，或少腹急胀而痛引睾丸，或胸胁郁结而呕逆恶心，或吐利泄泻而癥瘕积聚，或痢疾腹痛而后重赤白，亦皆行太阴、厥阴之症也，用木香治之最妙。吾尝香、萸①同用止腹痛最佳；香、藿同用去呕逆为美；香、砂同用开郁结寒邪；香、连同用止下痢食积。此脾胃肝肺清寒理气之药也，治不可缺。又谓木香之剂，其性香燥，非寒湿之症然亦不可过用。

山 栀

味苦，气寒，味薄，阴中之阳，无毒。入手太阴肺经，能泻肺火；复入阳明大肠，兼泻大肠之火耳；再入②手太阳小肠，通利膀胱，能屈曲下行，泻火从小便出。盖山栀之性可升可降，

---

① 萸：原作"更"，据杨鹤泉抄本改。
② 再入：原脱，据杨鹤泉抄本补。

气味虽居苦寒，而①性本轻清者也，所以三焦浮游之火，六郁气结之火皆可清也。假若头皮疼而眉骨痛，白珠胀而腮颊②肿，或牙疼喉闭，或衄血鼻血③，或头皮肉内及耳后跳扯不时，或心烦郁闷而欲吐不吐，或五疸湿热而蕴蓄不利，或气郁壅塞而关格不清，或呕哕恶心而吞吐酸苦，或闪朒④筋骨而壅滞气血，或小腹急疾而下水不利，或大便干燥而热结不通，或小便淋浊而癃闭胀满，此皆湿热之所致也，惟山栀利湿清热能屈曲下行者耳。吾尝秘用之法：气郁以动火，用之开郁以降火；火郁以行气，用之降火以清气；湿郁以生热，用之清热以利湿；痰郁以生喘，用之定喘以下痰；热郁以作烦，用之清热以除烦；血郁以作疼，用之止疼以破血。大抵山栀之剂，治火之功得效最速。若夫虚火之人饮食不纳者，须烧黑用之可也；郁烦之症呕逆不受者，须姜制炒用可也，除此之外并宜生用。

黄　柏

味苦微辛，气寒，阴中之阳，降也，无毒。入足少阴肾经，泻阴中之火；复入太阳膀胱，清下焦之湿，须用盐酒炒之。凡湿热不清，或腿足沉重步履艰难，胫膝疼痛，用此能清湿热也；凡阴火攻冲，或骨蒸劳热小腹作痛，用此能滋阴火也。若夫诸疮收敛，黄柏有长肌之功；诸疮疼痛，黄柏有止痛之验，皆因泻阴中之火以调血中之气也。是以阴虚不足，痿痹不行，非此不能济阴以健步；龙雷之火妄动于中，非此不能降火以益阴。又如下焦之火攻冲胃脘，哕因蛔出，是皆湿热之所致也，吾见

---

① 而：原作"乎"，据杨鹤泉抄本改。
② 颊：原作"烦"，据杨鹤泉抄本改。
③ 血：原作"红"，据杨鹤泉抄本改。
④ 闪朒：指扭伤筋络或肌肉。

黄柏可以清之；小便黄赤，大便干燥，亦皆内热之蕴蓄也，吾见黄柏可以除之。夫惟家秘之法：因其味苦以之而利下焦之湿；因其气寒以之而降下焦之火。设或血分之疼用之酒炒固妙；骨间之痛用之盐制若神。至于湿热不清而周身攻痛，瘫痪痿痓而动难挠仰，以此剂微炒可也；小腹急疾而癃闭淋沥，下焦蕴湿而小便带浊，以此剂生用可也；脚气攻冲而呕逆恶心，阴虚血弱而火起于足，以此剂盐酒炒令褐色，亦莫可加者也。治者识诸。

桑白皮

味甘、辛，气温，无毒。入手太阴肺经，泻肺之药也。故咳嗽痰喘肺气上逆，非此不能泻气以平逆；肺胀腹满水道不利，非此不能行气以利水。若夫唾血虚劳，客热往来，此剂甘辛可以清热而治劳；阴虚火动，上乘肺金，此剂辛温可以泻肺而治火；七情伤中，六极羸瘦，此剂甘温可以补肺而治羸。又曰：桑白皮蜜炙能杀虫者，以虫见蜜之甘而食之，殊不知泻肺之药而损其虫也。桑皮可以治金疮者，谓皮作线而缝疮，是线有益于疮也。大抵近世以为治劳之嗽，观其护血之药治疮有功，则治劳之意明矣；又为治风之嗽，观其辛温之剂泻肺有效，则治风之理见矣。吾尝考之，桑之一物有六用焉：桑虫攻毒甚效；桑叶止汗尤奇；桑耳能破癥瘕积聚；桑椹能染须发转黑；桑枝去风气痛痒；桑汁治鹅口舌疮。此桑为最美之物而流通气血之药，所以桑上寄生亦为治风寒湿之圣药也。凡用桑白去皮蜜炙，露沙土者勿用，恐杀人。

吴茱萸

味辛、苦，性大热，气温，气味俱厚，阳中之阴也，有毒。

入足太阴经，温中快气；入足少阴经，逐冷散寒；入足厥阴经，除下焦之湿，攻至阴之寒，性存而不走者也。是以大腹、小腹、少腹阴寒之痛，或呕逆恶心而吞酸吐酸，或心脾郁结而胀满逆食，或疝瘕弦气而攻引小腹，或泄泻痢疟而脾寒胃冷，或关格积聚而膈食膈气，或呃噫短气而逆食不下，或生冷伤脾而呕吐厥逆，或脚气冲心而呕哕酸苦，或霍乱转筋而心腹绞痛，是皆心脾肝经之症也，惟吴萸并皆治之。大抵此剂为阴中之阳，治痛甚捷，但痛久而火动于中，必少加黄连为妙。吾窃先贤之法：中脘痛者，非生姜不能治；脐腹痛者，非干姜不能除；小腹、少腹痛者，非吴茱萸不能疗。可见吴萸阴经至阴之药，如寒在肝脾，治不可缺。

乌 药

味苦、辛，气大温，无毒。气中血药也。主风气周身，顽麻瘙痒，痿痊痹厥；或风寒湿热，各气所侵，身重体疼，寒热交作；或癥瘕积聚，血闭不行；或郁结胀满，表里壅塞；或胎前产后而血气不和；或风湿流注而肿毒未溃，用此大温之剂必能行气中之血也。吾尝以之而治风，使顺气疏风则风自除；以之而治寒，使温中清寒而寒自解；以之而治湿，使驱风燥湿则湿自清；以之而治气，使散气开郁则气自和；以之而治血，使气顺血行则血自平，此为治风寒湿气血之要药也。大抵此剂治一切气，除一切寒，攻一切冷，调一切血。妇人温经，非此不行；小儿诸虫，非此不去；大人诸痛，非此不除。如摩水用之，又治猫犬百病。

杜 仲

味辛、甘，气平、温，气味俱薄，阳也，无毒。主下焦之药，通腰肾，止遗溺，强筋骨，坚脚弱，壮阴虚，益精髓，滋化元，补阴肾，除痿痹，燥阴湿。故凡下焦之虚无此不补，下焦之湿无此不利，腰膝之疼无此不除，酸痛之足非此不去。吾尝用法：欲其去湿，以姜水拌炒；欲其补肾，以盐水拌炒；欲其益精壮阴，以盐酒拌炒；欲其坚强骨髓，以酥炙去丝。若夫如法修制，俱以去丝为度。

卷之四

木部下

琥珀

味甘，气平，阳也，无毒。入少阴心经，能宁心定志；入太阳膀胱，能化膀胱之气，乃为血中气药也。善能安魂魄，镇惊悸，杀邪魅，除蛊毒，通五淋，去翳膜，破结气，止血晕，生肌肉，合金疮，利小水，安五脏者也。吾见用治之法，茯苓、琥珀二物所治不同而所生亦异。茯苓生于阴而成于阴；琥珀生于阴而成于阳。茯苓所生日浅，但可治气而安心利水；琥珀所禀日深，盖可治血而镇心化气也。

龙脑膏香

即冰片也，味大辛，气温，阳也，无毒。主关格壅塞，热闭不通，痰涎壅盛，惊痫风热，目赤肿胀，翳膜昏涩，乳蛾喉闭，舌肿破烂，此皆积热之症，惟膏香可以散之。吾观诸香之剂皆属于热，而龙脑膏香有属于寒。世概以为寒凉而治下疳、喉闭、目疾等症，殊不知气闭生热而有此疾。今用辛散之剂，因其从治之法，否则人身阳易动，阴易亏，乌可骤与大辛香之药乎？

丁香

味甘、辛，气大温，阳也，无毒。入手太阴经，足阳明经、少阳经之药也。主温脾胃，止霍乱，除呕逆，攻冷气，理腹痛，散风毒，疗诸肿，去呃噎，截疟痢，治奔豚，止吐泻，壮元阳，暖腰膝，乃温中之圣药也。吾尝以此论之：且如吴萸温中，非若丁香之辛温也，盖辛则甘而且美，故入心脾之经；如干姜温中，非若丁香之大温也，盖大温则存而且守，故入脾胃之药。虽然甘辛之味与桂心之味同，但桂心之性散而不守，丁香之味守而且存；大温之气与附子之气同，但附子之气烈而遍行，丁香之气温而存守，此为纯阳之剂虽合中和之药也，大率性燥，苟非脾胃真寒之症决不可轻用。

藿香

味甘、辛，气微温，阳也，无毒。入足太阴脾经，健脾开胃；入手太阴肺经，温中快气，此中州至要之药也。是故呕吐恶心，自利泄泻饮食不入，或食入反出，或挥霍变乱而不吐不泻，或心腹郁结而积聚疼痛，或胀满蛊毒而水气风肿，或山岚瘴气而似疟非疟，或湿热不清而吞酸吐酸，或上焦蕴热而口臭舌烂，是皆脾肺之症，非藿香莫能治也。大抵藿香之剂专治脾肺，是以古之用法，入乌药顺气散则能理肺，入黄芪四君子汤则能理脾，其意俱可见也。

砂仁

味辛、苦，气温，无毒。入太阴脾经，行脾气；入阳明胃经，和胃气，治气之美剂也。夫惟气有虚实，砂仁治实而不治虚也。然而安胎之剂又佐以砂仁，何也？盖此剂臣使之药，得参、归可以安胎顺气也；得木香可以和胃行肝也；得人参、益智可以行脾气也；得黄柏、茯苓可以行肾气也；得白豆蔻可以行肺气也；得赤白石脂可以行大小肠气也。大抵此剂调冷气，散结气，破滞气，和胃气，清脾气，温中气，行肝气，安胎气。此治气之圣药也，所以同木香用治气尤速。

益智

味辛，气温，无毒。和中暖胃之剂也，入手足太阴经、少阴经。主治心、肾、脾、肺之药也。故凡呕吐自利，中气不清，皆因脾胃受寒；遗精虚漏，淋带赤白，皆因胃气虚冷；或小便遗溺，皆因心气不足；或涕唾稠黏，皆因肺气不和。用此益智之剂，调摄君相之火，健理脾肺之气。若寒则温之，虚则补之，滑则涩之，滞则和之。此中和之药，如盐炒兼补剂用，其治更佳。

槟榔

味辛、苦，气温，味厚气轻，阴中阳也，无毒。主治诸气，逐水气，破滞气，祛瘴气，解恶气，除毒气，开郁气，坠痰气，去积气，消谷气，散瘿气，治脚气，杀虫气，通上气，宽中气，泄下气。又如巅顶至高之气不清，下焦后重之气不利，槟榔并皆治之。虽然此剂治气甚妙，而亦多伤元气，是以有余之气可用而不足之气禁止，必须临治之际斟酌用之可也。

草果

味辛，气温，无毒。入太阴脾经，治脾之要药也。盖脾喜燥而恶湿，草果气味辛温能胜湿也。吾见湿郁于中，胸满腹胀；湿积于胃，吞酸吐酸；湿聚于脾，呕吐恶心；湿蒸于内，黄疸黄汗，是皆湿之为症也，惟草果可以治之。又有元本不足，偶感山岚瘴气，或空腹早行亦遇烟雾杀厉之气，或避暑受凉而为疟痢脾寒，或中寒感寒而为腹痛吐利，或受四时疫气而为湿温风温，或食瓜桃生冷而为痰涎积聚，亦皆湿之为症也，惟草果并皆治之。大抵草果之剂味辛，辛能散湿也；气温，温能胜湿也，治湿之功甚大而治脾之效甚速。由其性之烈也，若元虚不足之人宜少用之。

山茱萸

味酸、涩，气平，微温，无毒。入足厥阴肝经，能补肝明目；入足少阴肾经，能益肾强阴。主女子月水不定，老人小水不节，男子阳道不兴，女人阴器痿弱。盖此药能添精补髓，温中逐寒，坚骨强志，益腰壮膝故也。然而用之之法又不可不辨，山萸之肉可以秘精，山萸之核可以滑精，善用治者当用肉而去之以核也。

酸枣仁

味酸，气平，无毒。五脏安和之药也，何也？酸虽入肝而敛血，酸亦入心而敛气。且如心虚不足，若惊悸、若怔忡，精神之失守者，非枣仁不能敛气以壮心；或自汗、或盗汗，腠理之不密者，非枣仁不能敛心以止汗。又有肺气不足，或有痰无痰；脾气不足，或肉𥆧筋惕①；胆气不足，或振悸不眠；肾气不足，或遗精梦泄，是皆五脏偏失之症。得枣仁之酸，安平气血，敛而不骤也。至如佐使之法：与归、参用可以敛心；与归、芍用可以敛肝；与归、术用可以敛脾；与归、麦用可以敛肺；与归、柏用可以敛肾；与归、苓用可以敛肠胃、膀胱；与归、芪用可以敛气而灌溉荣卫；与归、芎用可以敛血而荣养真阴。此皆平补之剂，合中和而用之可也。其制法又须炒熟为末入药用，古方治胆又妙，胆气空虚而不得眠，炒用可也；胆热有余而多眠，生用可也。

枸杞子

味苦、甘，气微寒，无毒，补中之药也。主治内损不足、精元失守，肾气伤败、骨髓空虚，血亏眼花、翳膜昏塞。又治骨间风痛、肾脏风痒，为神药也。是以尝考用治之法：枸杞善

---

① 肉𥆧筋惕：体表筋肉不自主地惕然瘛动。

能治目，非治目也，但壮精益神，神满精足，故治目为有功也；枸杞又能治风，非治风也，但治风治血，血实风灭，故治风为有验也。然其为剂，必用蜜水润洗，又惟甘州①者佳。

牡丹皮

味辛、苦，气寒，阴中微阳，无毒。入手厥阴经、足少阴经，乃血分气药也。治一切冷热血气，女子经闭不通及产后恶血不止，大人衄血、吐血、瘀血、积血、跌蹼损血，并皆可治。盖缘此药其气香，香所以通气而行血也；其味苦，苦所以止血而下气也；其气寒，寒所以养气而生血也；其味辛，辛所以推陈而致新也。吾按用治之法：同归、芍而治阴中之火；同归、芎而治产后诸疾；同芩、连而凉血止血；同棱、术而破血行血；同柴、苓而治无汗骨蒸；同知、贝而治惊痫郁热；同官桂而排脓定痛；同红花而调经顺脉。此为血中气药，调气则血自和，养血则气自安者也。

大腹皮

味辛，气微温，无毒。宽中利气之药也。主一切冷热之气上攻心腹，或大肠壅滞之气大便不利，或关格痰饮之气阻塞不通，夫惟此药能疏通下泄，为畅丽肠胃之剂也。又曰有安胎之说，然腹皮既为畅丽之药而有损气之论，又何以能安其胎乎？殊不知气胜则胎不安，腹皮有下气之功，气下则胎自宽，所以能安胎也。又谓腹皮有健脾开胃之理，夫腹皮既为下气之药，又何有益于脾胃也？抑不知有余之气下则中气自宽，饮食可用，乃谓下气之药而有健脾开胃之效也。若夫损气之论，为腹皮之

---

① 甘州：即今甘肃省张掖市。

常道也，元虚之人还宜忌之。

茶 茗

茶，味苦，气辛，轻清上升；茗，味苦，气寒，重浊下降。故凡头目昏眩而气塞不清，风湿上攻而精神不爽，或痰涎壅盛而燥闷不宁，或烦热大渴而津液闭少，或上气壅塞而关格不通，或下焦湿热而小便不利，或痢疾噤口而见食恶心，或淋沥癃闭而赤白带浊，茶茗然虽可以治之，夫惟治症亦又各别。吾尝《本经》考之，细者为茶，大者为茗。在上之病可用茶，茶所以取其轻清而上升也；在下之病可用茗，茗所以取其重浊而下降也。苟不分而类用，非惟清浊混杂抑且上下失调，用治决不验也，临症可不辨诸。

川 椒

味苦、辛，气温，性大热，有毒。主温中益气，去湿散寒，除风止痛，解毒驱邪，行水实脾，缩阴壮阳之神药也。吾观此剂，世俗俱以食物之内用椒伴之，取其香辣可食，殊不知椒有杀毒驱恶之功，食物之内有毒无毒因宜而治之。又有日用之间偏食奇物，或动风聚湿，或生寒发气，或起痰动火，或积聚郁结，或闭塞腠理，或骤行血脉等物，惟知一时可口，孰知病因而作。故古人以椒日用，非惟香辣为佳，而实有益于脏腑之留结，又杀百物之邪秽而使百病之不生也耶。

猪 苓

味甘、苦、淡，气平，无毒。入太阳膀胱能清化源，入少阴肾经能利水道，治水之圣药也。凡泄泻自利而谷道不实，或小腹急胀而小便不利，或四肢气结而上下浮肿，或湿热不清而脚气腰酸，或黄疸水肿而怠惰嗜卧，或山岚障气而吐利并行，惟此甘淡气平之药行水而治水，渗泄而不骤也。其性大燥，多服则亡津液，以其行水之功盛也，所以肾虚之人切勿用之。

木　通

味辛、甘，气平，味薄，性走，阳也，无毒。入手太阳小肠通彻小水，复入少阴心经宁心定志，此轻清之药也。主治惊痫，去邪恶，利九窍，除郁热；又治五淋，通血脉，定烦哕，散坚结，消痈肿，清鼻塞，疗耳聋，攻狂越，乃心与小肠之要药也。大抵此剂为通气之药，腑通则脏通，脏病由腑结也。是以治惊之剂多用木通，惊由心气郁也。今则不治其心而反治小肠，因其心与小肠相为表里，使肠通而心郁散也。由是观之，用药之法，举此治彼，泻南补北，亦可见圣贤之大意矣。

苏　木

味甘、咸、酸，气平，阳中之阴，无毒。破血之药也。主妇人血气不和，心腹攻痛，或产后血晕而恶露抢心，或月候不调而经水失断，或疮毒排脓而疼痛不止，或扑损瘀血而积滞肿胀，是皆血闭之症，非苏木不能破血以调治也。大抵此药乃血中损剂，虽为破血之类，非若红花破血而和血也；非若归须破血而养血也；非若赤芍破血而生血也；非若蒲黄破血而凉血也；非若没药破血而止血也。故凡用此必须血实之症与之，苟或妄用不察，必有破而不覆之患矣。

乳　香

味辛、苦，气温，无毒。主疗诸疮，调血气，止疼痛，解诸毒，长肌肉，软筋骨，散水气，疗风肿之要药也。大抵乳香之剂，与诸香用能驱邪辟恶；与归、芍用能调血催生；与二陈用能补精益气；与四物用能托里生肌，此疮家之圣药也。如入散药，须以箬①上火炙去油，另研。

没　药

味苦、辛，气平，阴中阳也，无毒。善走血分，主破血止痛。凡跌蹼伤损，产后恶血，或金疮杖疮，肿毒诸疮，或肠痈内疽，腹内疼痛，或闪肭瘀积，或无名肿毒，皆以酒投饮之。若夫破血行血之剂，用治尤妙。吾尝效法：没药同乳香，可以止痛生肌；没药同红花，可以止痛和血；没药同灵脂，可以和血破气；没药同轻粉，可以收敛疮毒；没药同香附，可以和血止痛；没药同冰片，可以清肌解热。又若散药之中，没难离乳；膏药之内，乳难离没。

---

① 箬（ruò 若）：即箬竹，叶大而宽，可编竹笠。

卷之五

果 部

陈橘皮

性辛、苦，气温，味厚，阴也，无毒。入太阴经，理气之药也。可以开郁行痰，消癖宽中，健运肠胃，畅丽脏腑，为脾经之圣药。盖霍乱呕吐，气之逆也，陈皮可以顺之；泄泻下痢，气之寒也，陈皮可以温之；关格积聚，气之闭也，陈皮可以开之；风寒暑湿，气之抟①也，陈皮可以散之；七情六欲，气之结也，陈皮可以舒之。又曰：去白开痰；留白和脾。殊不知性辛固能开气行痰，气温亦可和脾健胃。夫人以脾胃为主，而治病以调气为先。调气健脾，陈皮之功也；辛不能守位，陈皮之质也。吾见亡液之症不可用，因其辛以散之也；自汗之症不可用，因其辛不能敛也；元虚之人不可用，因其辛不能守也；吐血之症不可用，因其错经妄行也。大抵血症不可用气药，恐迫血妄行；气病不可用血药，恐滞气不行也，治者详之。

枳 壳

气辛、温，味苦、酸，无毒。气分之药也。入足太阴脾经行脾气，入手太阴肺经理肺气。是以古方尝配二陈汤用，名之曰枳桔二陈，盖善治气分之病，其功甚速。且如痰涎壅盛，中膈不利，此剂辛温可以豁痰，苦酸可以下痰，然无二陈并治，用此独不能行关格积聚，壅塞不通；此剂辛温可以通气，苦酸

---

① 抟（tuán 团）：集聚。

可以下气，然无二陈为君，用此塞不能开。至若癥痞有形之物，风湿有形之气，用二陈以清气可也，无枳壳固不能效；六郁结而不散，中满胀而不行，用二陈以理气可也，无枳壳亦不能通。盖枳壳之功，专于下气；二陈之功，专于行气。行气而不下气，则浊气妄行于上而为喘嗽；气盛之症，下气而不行气，则清气妄行于下而为肠鸣飧泄之症，二者不可不知。又《本草》云：枳壳不可多服，有损胸中至高之气。今则安胎之剂多用之，何也？然安胎之剂非枳壳不能宽，因其顺气也；宽中之剂非枳壳不能开，因其利气也。又云：虽能利气而顺气，多服则损胸中至高之气。故曰酸苦之剂专于下气，元虚之人不可多服，此之谓欤。

杏 仁

味甘、苦，气温，有小毒。入手太阴肺经，清肺之药也；复入阳明大肠，润大肠之燥。盖肺主气，肺气不利而咳逆喘急，肺受风寒而咳嗽有痰，肺气郁闭而大肠燥结，是皆气滞于肺之症也。若能用此，非惟有理气润肺之效，抑且有润肠治燥之功，何也？盖肺与大肠相为表里，脏通则腑通，腑顺则脏顺也。观此则杏仁之剂，其能治气润燥亦可见矣。吾闻施治之法又与桃仁不同：杏仁下喘治气，桃仁疗狂治血；杏仁治大肠气分之燥，桃仁治大肠血分之燥；杏仁则入太阴，桃仁则入厥阴故也。

桃 仁

味苦、甘，气平，苦厚于甘，阴中之阳也，无毒。入手足厥阴经，血分之药也。血之闭者可以开之，血之聚者可以散之，血之实者可以破之，血之瘀者可以行之，血之积者可以除之，血之燥者可以润之，血之结者可以通之，血之损者可以和之，以为治血有余之药也。又曰：桃仁能治燥，因性润而可以治燥也；桃仁能润肠，因味厚而可以润肠也；桃仁能杀虫，因破血而有以杀虫也。大抵桃之一物，仁性润，故入血；花性美，驻颜色；叶性烈，破恶气；胶性流，通淋沥。

大　枣

味甘，气平，大温，气味俱厚，阳也，无毒。入太阴脾经助脾健胃，入少阴心经壮心定志。故凡惊悸恐怖，精神不守，志意昏乱，此皆心家之症，非大枣不能养其心；脾胃虚败，中气不和，天真①失守，此皆脾家之症，非大枣不能健其脾。又如温补之剂，佐宜辛、甘，必用大枣可也；厚肠之药，如用生姜，亦须大枣佐也。吾观此剂：安中养脾，助十二经之药；建达天真，利九窍之用。但甘主缓，如中满之症，气之缓者，不可用之。又若惊悸之症，气之虚者，多用之可也。

枳　实

味苦、酸，气寒，纯阴之药也，无毒。入太阴脾经行脾气，入阳明胃经行胃气。凡腹满脑痞，胃中宿食，结气积聚，痰涎不利，乃脾胃有余之症也，此药并能治之。是以治之之法，佐白术则和脾健胃，佐大黄则通泄中宫，佐苍、朴则清气宽膈，佐曲、蘖则消导和中，佐芩、连则清湿中之热，佐橘、半则导痰涎之壅。虽云治气之药，而与青、陈、枳壳不同，且如枳实泻胸中充实之满，枳壳去胸中至高之气，陈皮清膈间之痰，青皮治腹下之痛，是虽体质相近而功效亦相远也。

梨

味甘，微酸，气寒，无毒。除客热心烦，肺热咳嗽，肾热

---

① 天真：古代医家谓人得以维持生命的真气、元气。

消渴，脾热生痰，是皆蕴热之症，惟此剂清凉润燥之治可也。设若脾虚者勿用，用之反生痰湿也；胃虚勿用，用之反生呕逆也；伤寒表症未解不可用，用之反表不解也；内寒气郁之症不可用，用之反寒郁盛也。余症皆然，亦可仿此而例推乎。大抵梨者，利也，流利下行之谓也，又居生冷之中，非蕴热之至不可食也，然而外科、产科、正骨科俱宜忌。

梅 实

即乌梅也，味酸，气平，阳也，无毒。主温中暖胃，下气除烦，敛汗涩精，止血治痢之圣药也。大抵此剂心气虚而可实，肺气耗而可敛，脾气散而可收，肾气亏而可补，肠胃、膀胱亦然，乃中和至美之药也。但风寒初起不可用，恐滞寒邪也；气实喘咳不可用，恐助气上盛也；胸闷郁痞不可用，恐滞气不散也。是则酸收之剂，治气血之虚最美。

莲 子

味甘，微涩，气温，无毒。入太阴脾经，主补中益气；入少阴心经，主宁心定志；入少阴肾经，主遗精滑泄；入大小肠胃，主泄泻痢疟，淋沥癃闭。

又莲房味苦涩，能通血脉，如烧灰存性乃血家止血之神剂也；莲花悦颜色，轻身耐老延年不饥；莲须止痢镇心，益精敛气；莲叶开胃和中，止血破血。大抵莲之数种，为心脾之要药，和中益气，养血壮阴更美者也。

又藕，甘寒且热，主热毒不散，口渴烦闷，消瘀血破癥瘕之用也；藕节，甘苦且寒，主衄血吐血，止涩之药也。

抑论藕之所用宜生，莲之所用宜熟；藕生水下，莲生水上；藕取其阴，莲取其阳，今之治病亦合阴阳之用治可也。

安石榴

味甘、酸，气温，无毒。主清咽润燥，止痢涩肠，实脾补漏，益肾生精之药也。盖榴者，留也，性滞而不行，有所留滞于脏腑则生痰结气滞之症，故不可多食，恐伤心肺者也。

又花，百叶者佳，吹入鼻中，止吐血、衄血；

又根，东行者良，煮汁饮之，疗寸白虫。

芡 实

味甘，气平，无毒。主安五脏，益脾胃，止遗溺，涩精滑，去湿痹，暖腰膝，又补中益气之圣药也。大抵此剂，补心肾之功最多，而实脾胃之气最健。世尝以芡实做粉，配参、苓蒸糕，亦此意耳。

栗

味甘、咸，气寒，无毒。主益气力，厚肠胃，健脾和中，令人耐饥之药也。大抵栗之为物，生则入肾而补肾，熟则入脾而助脾。若袋悬微干可以补心，火煨出汗可以健胃。但勿多食，使人滞气噎膈之症生矣。

又栗壳煮汁饮之，止翻胃消渴。

蔗 糖

即沙糖也，味甘，气温，无毒。主和中健脾，补益心肺之药也。但缓中不行，勿以多食。又曰甘温，有生湿热，亦此意也。盖小儿多食必损齿发疳。又云：与鲫鱼同食，腹中生虫；葵菜同食，内成流澼；与笋同食，笋不消而成癥，此糖亦有不可食之理也。至若产后恶露瘀积，非糖不能破血以行瘀；跌蹼伤损，气血有以积滞，非糖不能破滞以行积，此糖犹有破血养血之美也，临治用当辨之。

木 瓜

味酸，气寒，无毒。入少阴肾经。虽酸能敛水而有生津之妙，酸能固气而有壮神之功，是以腰肾之虚非此不补，足胫之酸非此不去。吾见香薷饮加人参、木瓜，因其元虚津液不足，或热烦作渴，足膝酸疼，治无不验。又有元虚之人，自汗乍来而精神失守，或步履艰难而烦渴引饮，用补中益气汤加木瓜，治验如神。亦有脚气之症，腿足红肿，小便少而大便涩，用槟苏散加牛膝、木瓜，妙亦难穷。此用木瓜之大法也。

卷之六

谷 部

陈仓米

味甘、苦、微酸，气温，无毒。主霍乱呕吐而四肢逆冷，或虚气上逆而消渴作烦，或下利胃虚而喘急气促，或久病元虚而中气不和，或汗下太过而脉势无力，或番胃①呕逆而恶心攻冲，是皆脾虚饮食不入之症，惟此陈仓米煮粥饮之可也。设或胃气久虚脾气不健，或饮粥食不下，或食入反出，或食入不化，或见食而呕，是则仓米炒熟泡汤，频频饮之可也。设或内伤元气，饮食不作②为肌肤，脾胃不健，中宫郁滞而失常，东垣用枳术丸，亦以仓米饭糊为丸可也。由是观之，仓米健脾，其性不滞，有顺气宽中之妙；气香和胃，有开郁健运之功。脾胃之症，必难舍矣。

粳 米

味甘、苦，气平，微寒，无毒。入手太阴、少阴经，足太阴、阳明经。主益气力，止烦渴，敛自汗，生津液，壮精神，实元气，平和五脏，荣养气血，补益脾胃，滋生化源而为吾身妙用之精华，脏腑灌溉之元气，朝夕之不可暂离者也。故《经》曰：得谷者昌，失谷者亡，此之谓欤。吾尝同芡实作粉，食之固能益精；同山药作粉，食之亦能健脾；同莲肉作粉，食之则能止泄而

---

① 番胃：即翻胃，病证名。番，同"翻"。
② 作：疑衍。

和中；同苡仁作粉，食之则能去湿而利水；同糯米作粉，食之则能健胃而和脾；同参、苓作粉，食之则能补虚而益气。

又有糯米味苦、甘，气温，无毒。主温中实脾，令人多热，大便坚。

大抵粳多行气，糯多滞气；粳常去湿而健脾，糯常滞气而生湿；多食粳则腹胀而嗳气，多食糯则胸闷而吞酸。可谓粳、糯各行主治者也。

粥

味甘、淡，气平。入胃则易化，主扶元气，大助精神；上输于脾，水精四布，五经并行；下输膀胱，通彻小水，清利湿热；此吾身灌溉脏腑，荣养气血，有病可用之物也。何期近时医家，以伤寒有热而禁绝谷味，致使饮汤不可到口，待热清而方与食也，殊不知元本有余固可禁止，元本不足反为所害。不若临症之时，果视有余之症，食结中膈，腹满大热，大便不通，恐与之食聚成胀满，诚为无益，固可禁止；设若元本不足，当此伤寒自汗自利而荣卫空虚，或津液乍亡而元气不续，或阳脱返阴而厥逆肢冷，或下后不止而大便遗泄，或汗后不收而津液结燥，或吐后自汗而脉来空脱，或类似伤寒而时行疫症，是皆可食之。病赖谷味以养生，岂可禁绝谷味而不与之食也。至若禁食日久，元本空虚，当下难下，当汗难汗，致使战而不复，下而生痰，遂致不救之患也。亦不知粥食之甚美，元虚之人发汗而汗不来，饮可以助汗；行下而下不行，饮可以助下。此汗下之不可无者，而况于禁止之者乎。

大 麦

味咸、甘，气温，无毒。主消渴，除热益气调中。

小麦，味甘、咸，气微寒，无毒。除热烦，止燥渴，养肝气，利小便。

大抵二麦生于东南者湿，生于西北者燥。东南地卑，所收之际多遇阴雨，然人食之，腹生胀满；西北地厚，所禀燥气，麦乃喜燥而恶湿，脾土亦然，食之则充和元气而补养脾胃者也。

又大麦水渍生芽，谓之麦蘖，炒杵用之，主益脾健胃，消化饮食，除心腹胀满，下气宽中，治产后之秘结，行上焦之血滞，虽胃虚者可服，以代戊己①而腐熟水谷。殊不知消化之物多伤元气，然水谷固有腐熟之理而胃气亦有虚耗之情，《本草》云：多服则消肾，亦此理也。

又云：小麦麸能宽中行气，去湿除膨。《衍义》云：面热而麸凉，炒而熨之则收湿散气，其治更妙。西北之人尝以面和饼覆于痛处，上以火熨亦能除肿散疼，皆此意也。

再云：麦之浮者名曰浮麦，能达肌表而止盗汗，小儿肌热、妇人虚热并可治之，以其性本轻浮而达外，所以治热汗有功也。

青大豆

味甘，气平，无毒。主治痈肿，解诸毒，逐水胀，除胃热，散结气，下瘀血，与黑小豆所治皆同。但青豆走气，黑豆走血；青豆多食则伤脾败胃，黑豆多食则壮气充元。黑豆炒令烟断为末，酒调服又主风痹瘫痪，口噤如痫，若产后诸风虚热血病并皆治之，所以黑神散用黑豆为使者此也。大豆黄卷味甘，气平，乃黄豆为芽蘖也，主湿痹筋挛，腰膝疼痛。豆豉味苦，气寒，

① 戊己：此指脾胃。古以十干配五方，戊己属中央，于五行属土，因以"戊己"代称土。脾胃属土，因此代称。

乃煮豆作豉者，治寒热瘴气，烦躁满闷，恶毒攻心，懊𢙸①喘吸。又云：伤寒可以发汗，呕逆可以除烦，仲景用栀子豉汤者然也。大抵豆之一物解毒太多，吾见生豆可以验毒，生毒之人食生豆而不哕；豆渣可以解毒，服毒之人用豆渣而食之，其毒自吐而出，此其所以为解毒之物也。又论世尝生毒之家以豆腐为发毒之物而不食，殊不知豆所以解毒而腐何以发毒？然而生毒之人欲以实脾为美，但豆腐所以泻脾之物，犹恐脾虚有伤元气而疮毒有难收矣，固尝以腐而戒之。又曰：豆腐干可以实脾而健胃，因其豆之熟也；豆腐浆可以止嗽而治哕，因其豆之液也；豆腐皮可实脾之虚，豆腐燋②可开胃之气，皆因其解毒之用而又熟则补也。治者不可因其理之非常而用之，亦不可不揣理之当常而废之，是有病于用治之可否也。

白油麻

味甘，无毒。生则气寒，熟则气热。主润泽肌肤，通利肠胃，遍行血脉，收敛诸疮，散解百毒，追逐诸风，性透骨髓，滑利关节，为疮家之要药也。如取油日用，非美食物而利煎煿③，犹恐百物而中毒气，所以食物之中不能无油，而五谷之内难以弃麻者也。故麻为谷类而油为食类。

薏苡仁

味甘，气微寒，无毒。入足太阴脾经能健脾养胃；入手太阴肺经，能清肺利气。盖风湿之症，或痛或肿，或肌体拘挛，

---

① 懊𢙸（náo 挠）：烦乱。

② 燋：通“焦”，物经火烧而变黄或成炭。《字汇·火部》：“燋，与焦同。”

③ 煿（bó 博）：煎炒或烤干食物。

或胀或满，或小便不利，或嗽或吐，或痰涎壅盛，或脓或溃，或肺痿脑漏，或重或痛，或脚气难履，或痿或痹，或腰膝酸疼，或癃或闭，或淋沥带浊，或泄或泻，或大便不实，是皆脾肺蕴热之症也，惟薏苡仁可以治之。吾见味甘而实脾，气平而通肺，为去湿之神药也。秘用之法：同天、麦而治肺；同苓、术而治脾；同苍、朴而治胃；同牛膝而治肾；同木瓜而治足；同人参而治心；同二陈而治痰；同平胃而治湿；同苍、柏而治痿；同归、芍而治痈肿；同槟榔而治脚气；同五苓而治水湿蕴蓄之不利也。故北方之人多食之则脾胃丰厚，元气壮盛而无风湿之患；东南卑湿，脾胃弱薄，用此以去湿健脾最妙。

酒

有辛，有苦，有甘，有淡，味虽不同，性皆走而气皆升也。盖辛主散，苦主下，甘主缓，酸主收，淡主利小便。入肝经而消忧发怒，入心经而壮志益神，入脾经而和脾健胃，入肺经而遍达肌肤，肾与膀胱、肠胃皆然，此遍行之药也。秘用之法：先经肺分得温中之寒以养肺，次入胃中得寒中之温以养脾。酒制之剂借酒力而遍行诸经，酒煎之剂仗酒势而通调血脉。好饮之人多酒而得病者，用药宜寒，酒生湿热故也；不饮之人因酒而伤脾者，用药宜温，药温则脾湿行也。故曰：酒不可不饮，亦不可过饮；不饮则俗人，过饮则伤神。

醋

味酸、辛，气大温，阴中之阳也。主敛真气，伐肝气，收神气，散毒气，开郁气，导痰气，安胎气，散滞气，化积气，通水气，杀邪气，定烦气，破癥气，和血气，此酸收辛散之药也。吾尝于辛散之剂以之而醋制，血虚之人以之而收神，咽痛之症以之而驱痰，无不效者。又胎前与之安胎，产后与之调血，厥阴之症与之引经以治邪，亦得其效也。但不可多食，多食则损筋伤齿。

酱

味咸、微酸，气冷利。主狂热，除烦躁，下脑满，解腹胀，去疥癣，杀虫毒，软坚积，散热疮，疗汤火，利大肠之圣药也。又酱油益脾养胃，杀百物毒；酱姜开胃止呕，去山岚瘴气；酱瓜除郁烦，解暑毒；酱茄温中暖胃，虽发百毒而亦解诸毒。大抵酱味咸，咸能软坚，咸生寒，寒则气冷而利下，所以杀百物之毒而化毒为水也，故人以饮食之中烹酱而食之。孔子曰：不得其酱不食者，此也。论在人亦不可多食。《内经》曰：咸走血，血病毋多食咸；又曰：多食咸则脉凝泣而色变。

山楂、神曲、麦蘖

三种其理虽一而用则各别，入太阴脾经行气健脾，入阳明胃经通畅健胃。吾尝推此三种分条用治，且如山楂一剂，世尝为腐肉用。以牝①猪牝鹅，老而难食，用楂同煮则易腐而易烂也，岂不谓消肉食之物乎？

神曲一剂，世尝以曲而作酒能腐谷食，今被五谷之所伤者，用此宁不谓消谷食之药乎？

麦蘖一剂，能消面食，麦之萌蘖已出，发生之机已萌，今之面食伤者阻而不行，故将已发之物而治未发②之物，则未发随已发败也，孰谓麦蘖而非解面食之伤乎？

又谓山楂健脾行气而消积，治诸积聚用之可也。又山楂子

---

① 牝：雌性的鸟或兽。
② 发：原文漫漶不清，据前后文义补。

消阴子之作肿，盖以核而消核也。神曲健脾清湿热而实大肠，乃小儿惊疳泄泻之要药也。麦糵之剂但利而不能补，如腹之胀满，膈之郁结，或饮食之不纳，痰涎之不利，以此发生之物而利关膈之气，则神不可测矣。至若生冷伤脾，用此三种皆不能疗，须以吴茱萸配二陈汤温中可也；油腻伤脾，用此三种亦不能治，须用半夏、干姜配平胃散燥温可也。治者察之，不可概论混施有伤元气。

茴 香

味辛、甘，气平，性温，无毒。入手足少阴经、太阳经。主治心腹冷气，阴㿉①疝气，寒湿脚气，小肠弦气，膀胱水气，腰肾虚气，暴疼心气，呕逆胃气，肿满恶气，阴汗湿气，阴子冷气，阴肿木气，阴痿滞气。盖此药能温中散寒，故善行诸气，乃小腹、少腹至阴之分之要药也。

白扁豆

味甘，气微温，无毒。主和中下气，治霍乱吐利不止，杀一切草木及酒毒。叶主吐利后转筋，花主女子赤白带下。大抵扁豆之剂，利水实脾之药，故止吐利，夏月香薷饮用为此设也，又参苓白术散用亦谓此耳。近时秋后用此烹茶，犹恐夏月饮水过多，食之又实脾也，吐利之症岂不治乎？

---

① 阴㿉（tuí 颓）：阴囊肿大。

卷之七

菜 部

姜

味辛，气温，无毒。气味俱厚也。有二种，曰生曰干。生则解表，干则温中；生则其性散，干则其性守；生则入太阳、阳明，干则入太阴、厥阴；生则散肌表之风寒，干则攻肠胃之寒湿；生则止呕而泄泻自利，干则止痛而脐腹攻疼；生则散结开郁而通畅脾胃，干则益阴回阳而厥逆温中；生则佐大枣而厚肠胃，干则君黄连而泻阴火；生则配二陈而治寒尤绝，干则配归、芪而治疟最良。然而血症不可用热药，以其血热则行也。又妊娠禁用干姜，以其辛能走血也。近时医家有于吐血下血及崩漏淋产等症，迫血妄行，血药之中反用炒黑干姜以佐之可以止血者，其故何也？盖物极则反，血去多而阴不复，使阳无所附，亦得炒姜之温助阳之生，则阴复而归于阳矣，奚血有不止之理乎？又生姜为治寒之药而治火尤佳，吾见芩、连之剂反拌姜炒，以姜从热之性使热从而受之，殊不知苦寒之剂因其从而治其热也，何姜之不可用乎？大抵姜之一剂，随其性而用之可也。设使血症而遂用干姜，必有误投；热症而妄用生姜，亦有误治。岂曰姜能通神明去秽恶而概可用之乎？

瓜 蒂

味苦，气寒，有毒。乃甜瓜蒂也。主皮肤逆水，四肢浮肿，咳嗽喘促，为下水之圣药也。治诸风搐搦，喉风蛾痹，中风痰壅，为行吐之圣药也。又如消蛊毒，除黄疸，去息肉，治果伤。

然而荣卫积聚之症此药并能治之，亦为行吐下之圣药也。大抵此剂，其性走而不守，如元本有余可用，而久病虚人及老幼产后血虚等辈，切勿轻与，吐下失守，其死可立而待也。慎之！慎之！

莱菔根

一名萝卜是也，味辛、甘，气温、平，无毒。主大下中气，痰涎结气，胸膈胀气，谷食壅气，又治肺痿痰澼，消血止血甚速之药。《衍义》云：散气用生姜，下气用莱菔，去之易而复之难。施治之士要必揣其有余可用而不足宜禁。独不观衣污血，莱菔可以去血；胸有食，莱菔可以消食，若山谷之应响也，可不显乎？

莱菔子，治喘嗽下气，亦有余之症也。中满郁痞，亦清气之谓也。又见水研服可吐风痰，醋研涂可消肿毒，皆用辛散之故也。

莱菔菜又下气宽中，清痰健胃，亦同莱菔根，生泻熟补之用也。若捣烂，盦①疮肿，散湿热，洗浮胀，除汤火，又辛散理血之谓也。

芥

味辛，气温，无毒。主宽中利气，通肠开胃，或下行而直除肾邪，或上行而速开鼻窍。《本草》云：利气之药，辛归于鼻，故尝食芥之辛掩鼻而待气过也。又曰：白芥子主发汗除寒，胸中冷气，或麻痹不仁，痰涎壅滞。丹溪云：痰在皮里膜外，非此不能达；痰在四肢两胁，非此不能通。大抵芥为利气之药，

---

① 盦（ān 安）：覆盖。

芥因开痰之用，故世尝以芥辣而充豆粉食之，亦此意也。

胡荽

味辛、甘，气温、平，无毒。主消谷食，解诸肉中毒。与茶同食则能利气通肠，与酒同食则能行血通心。若小儿痘疹不出，欲令速出，同酒服之亦此意耳。《本草》云：利气通肠之药，不可多服，久服则伤人元本，更发脚气；开心通窍之物，不可多食，久食则损人精神，遇事多忘，意可见也。噫！胡荽固为日用之物，而有在人伤损之论，亦不可轻易而多用；若有消谷解毒之美，尤不可禁绝而不用，但知者各因其所宜而用之可也。

葱白

味辛、甘，气温平，无毒。入手太阴经、足阳明经。主伤寒寒热无汗，中风面目浮肿，贲豚脚气攻心，大小肠胃不利，霍乱转筋，呕逆中寒，头痛如破，是皆阴寒之症，惟此可以攻之。吾见世尝诸肉之内俱用葱食，非取其香美可用而亦解百物之毒也。是故蛇虫所伤，同盐捣烂罨①即解之；湿热风肿，同椒捣烂盦即散之。大抵此物，辛散之性最甚而发散之功最多，是则多食有昏头目，顿②人元气。或谓葱白解表，葱实明目，葱叶去毒，葱根止头痛，甚有理也。

韭

味辛、微甘，气温，性急，无毒。主安五脏，除胃热，充肝气，利小便，清湿热，兴阳道，下瘀血，破滞气，解中恶之奇物也。又捣汁用，治中风失音及心脾痛，上气鸣息，胸膈结

---

① 罨（ǎn 俺）：覆盖。
② 顿：损坏，败坏。

气，中恶腹胀等症。如韭子，主梦泄精滑溺白甚良；花，食之动风发气。若未出粪土为韭黄，主滞气，不宜食。大抵韭归心，葱归目，蒜归脾，薤归骨，芥归鼻，蓼归舌，此气味各有所归也，用者法之。

蒜

味辛，气温，属火，有毒。主散痈肿，破滞气，杀邪毒，除秽恶，定腹痛，烂痃癖，健脾胃，安中脘，止呕逆，驱瘴气，灸疽疬，消谷食之美物也。但生则可破，熟则可补，醋浸陈久者良。虚人勿用，虽起阳之物而有妄动于中。又南人勿食，多食则损目。

薄 荷

味辛、苦，气凉，性温，无毒。入手太阴肺经、厥阴心主，乃辛凉清上焦之药也。主伤风喉痛，热壅痰盛，贼风关节不利，头风头皮作疼，脑风项筋牵扯，惊风小儿壮热搐搦。大抵辛凉之剂，行上逐下之药，能行诸药，善达荣卫，以其下气为甚速也。元本空虚之人及久病新瘥者不可用之，辛散太盛，恐伤元气。

香 薷

味辛、香，气微温，无毒。治水之圣药也，何也？吾见伤暑而用香薷即消蓄水，霍乱而用香薷即利水道，水肿而用香薷即行小便。大抵香薷之剂辛温，治水有彻上彻下之功。肺得之则清气化行而蕴热自下，脾得之则浊气不干而水道流行。所以伤暑之人得香薷而除烦热，夏月吐利之症得香薷而调中暖胃，口臭之人得香薷而清和甘美。盖此药《本经》收为馨香之剂，而专取彻上彻下之功故也。

菊 花

味苦、甘，气寒、平，无毒。利气血之药也。吾见利血而治目，利气而治风。且如目欲脱，内障而肿痛，泪欲流，气涩而不止，是皆血之不利也；风行遍身，或痛或痒，或游走不定，或头风目痛，或八风上注，或热壅睛红而翳膜昏涩，是皆气之不利也。惟菊花之苦寒可以利气血之轻清，菊花之辛平可以清气血之重浊。然亦有甘、苦之分焉，此善治者则又不可不知。且如家菊味甘，野菊味苦，甘可以利气血，苦所以损气血，凡入药用，宜甘而不宜苦也。近时以甘菊烹茶最美，尤可法也。

菟丝子

味辛、甘，气温、平，无毒。入少阴肾经，补肾气之药也。主男子精髓不足，阴茎①痿弱，遗精梦泄，小便滑涩；女子腰酸足寒，子宫久冷，小腹常痛，带下淋沥，是皆肾虚不足之症。惟此益肾之剂，内兼温补，用之其验如神者也。大抵此剂补而不峻，坚而不强，温而不燥，至和至美之药也。然而入肾之经，虚可以补，实可以泻，寒可以温，热可以凉，湿可以燥，燥可以润。非若黄柏、知母之性，苦寒而不温，有泻肾经之气；非若肉桂、益智之性，辛温而不凉，有动肾经之燥；非若苁蓉、锁阳之性，甘咸而滞气，有生肾经之温者比也。按此剂若龟甲之实肾，实之而又能补髓也；若地黄之生肾，生之而又能添精也。今人精髓之虚者，苟用之必宜酒煮，以昼夜为度，捣饼曝干，杵末用。

款冬花

味辛、甘，气温，无毒。主治咳逆肺气不下，惊悸心气不

---

① 茎：原作"胫"，据文义改。

足，喘息连续不已，呼吸涕唾稠黏。然又考之，洗肝明目非此不能，喉痹肺痿非此不清，消痰止嗽非此不可，定烦止血非此不除，故为心肺之要药也。大抵冬花生于阴而成于阳，入阴经而治阳脏，乃阴阳和平之剂，心肺气血之药也。

芡　实

味甘，气寒，无毒。主目盲少见，白翳浮胀，除邪辟恶，通利大小便，止赤白下痢，去寒热往来，杀诸虫积聚，破癥结痈疽，久服益气不饥，轻身不老，与马齿苋并同此治。

马齿苋俗名酱瓣菜也，味酸气敛，如诸疮和醋能拔恶毒；性滑，治三十六种风寒湿气，消七十二种无名肿毒，驱诸般湿热脚气，洗下疳肿胀疼痛。《汤液》曰：涩可以去脱，止疮有收敛之功；滑可以去滞，治痢有散止之理。此马齿苋犹妙于芡实之所治也。

灯心草

味苦，气微寒，无毒。主心腹邪气，七情郁热，小便短少，气结淋闭，煎汤饮之甚验。又治心惊恍惚，喉痹夜啼，烧灰服之尤捷。此剂与木通所治虽同，但木通木类其势力最大，故通利九窍直彻下行；灯心草其性轻浮，故治心养气虽利不胜为害。二者之间察人虚实而用，治虚则与之灯心，实则与之木通方妙。

荆　芥

味辛苦，气微温，性轻清，治风之要药也，无毒。主伤风肺气不清，头风掉摇，眩运血风，产后偶中冷风，时然仆厥，目风眼瘴流泪，热风疮疡痛痒，疥癣疙瘩，麻痹不仁之类也。大抵此剂，辛温可以散风，苦温可以治风也。又能清头目，去肌肤，下瘀血，血中风药也。

卷之八

人 部

人乳汁

味甘、平，无毒。主充和五脏，荣华腠理，灌溉阴阳，发育元气，此乃人身流行之血脉也。治元虚不足，精神倦怠，咳嗽无痰，日晡潮热或虚火妄动而自汗、盗汗，或下元虚冷而遗精梦泄，是皆不足等证，惟此大补气血之物并能治之。吾尝以人参而治心肺，恐补之太迅，用乳汁而制之，则参有和中而不妄补者矣；以山药而治心脾，犹恐气之太涩，用乳汁以和之，则山药有不滞涩而中和者矣。又谓茯苓淡渗，利小便而速行下焦，非乳汁之制亦不能守中而治心脾；芡实健脾，涩精滑而暖腰膝，非乳汁之拌亦不能补中而涩滑泄。大抵乳之入药，治病甚美者矣，或曰有用人乳，有用牛乳而治之。人乳气壮，行补之功而壅盛有力；牛乳气薄，用补之功而懈怠和平，治者当因其证而与之。且如心肺之病必用人乳，观人乳气清而入心肺也；肝脾之病必用牛乳，观牛乳气浊而入肝脾也，二者之间犹宜辨之。

血 余

味苦，气微温，无毒。主行积滞之气，和瘀结之血，解痈肿之毒，破留聚之核。又云：拔毒去腐非此不可，生肌长肉非此莫痊。血中之痛，能行血而止痛；气闭之肿，能散肿而破气，此气血中之美药也。吾见膏药之内随油熬化而治疮肿痈疽，拔毒生肌之要药；散药之中烧灰存性而治诸痛淋闭，癥瘕积聚之美剂。大抵此剂原从气血所化之物，今则气血有以积滞而不行者，将已化之物而化初结之气，则血随气行而气因血散者也。《本经》用血余即梳下之败发也，不若用小儿剃下之短发亦通，若得小儿胎发入药甚美，但不能有多也。

紫河车

味甘、咸，气平，无毒。主诸虚不足，五劳七伤，情欲斫丧，咳嗽无痰，日晡发热；或饮食少进，咳嗽有痰，自汗盗汗；或形瘦无力，四肢困倦，骨痿少气，是皆精血不足之症，用此精血所化之物而补精血所亏之地，则精血已足而诸虚之症皆无矣。大抵河车之用，当用头生男儿之胎，其车大而且厚，内结精华如脑髓者最多。用此须以新瓦上慢火收干，出火毒入药用；或以粗纸拭干取净，仍将砂锅内，用好酒煮烂食。

童便

味咸，气寒，无毒。主妇人血气有亏，阴无所附，或临产之时血上抢心，恶心烦闷；或已产之后头运眼黑①，血崩不止；或产内血闭，恶露不行；或阿②欠顿闷，精神困倦；或呕逆不止，谵语失笑；或自汗多来，乍寒潮热，是皆阴虚之症，与此至阳之物助之。设或血气有亏，与此咸寒之剂补之，使阴与阳和，阴有所亏得阳所守。或冲逆于上，得咸寒之气而顺下；或妄崩于下，得纯阳之性而复上，此治妇人之圣药也。设若男子阴虚不足，此便固可以滋阴；阳虚不足，此便亦可以壮阳。殆见呕吐、咯衄之症，用童便而止之；血虚劳热之症，用童便而和之；阳虚肾冷之症，用童便而壮之；香燥性烈之药，用童便而制之。可谓童便真阳之精也，阴中之阳也。阳可以附阴也，

---

① 黑：杨鹤泉抄本作"花"。
② 阿：疑为"呵"。

所以血见则止，气见则补，阳见则守，阴见则存，此为天地间
至宝之物也，如穷之而无尽矣①。

红 铅

味咸、淡，气平，无毒。红铅者，女子二七之首经也。以
纸收之如桃花之片，日久不变其色，是真铅也。以火炼存性，
好酒服，治男子阴虚不足，腿足无力，百节疼痛，腰背酸折，
头眩眼花，自汗虚热，咳嗽无痰，小便频数。或精神短少，遗
精梦泄；或魂魄飞扬，梦寐惊惕，是皆阴虚不足之症，用此真
阴之剂补之。大抵红铅补于阴，秋石补于阳。阴有所亏，采阴
之精而补之；阳有所损，炼阳之精而实之，此全阴阳之大体也。
吾闻仙家有云：采阴补阳真妙诀，红铅秋石为奇药，有人采炼
得天真，寿延一纪不须说。

秋 石

味咸，气温，无毒。治男子真元失守、情欲妄泄致生耳聋昏
聩、精神衰弱，或呕吐、咯衄而溺血、便血，或虚热、虚火而午
后乍发，或小便作疼而淋沥精滑，或大便不通而肠胃积热，或口
舌干燥而津液秘结，或腰背无力而肢体痿厥，是皆肾虚不足之
症，惟此秋石可以治之。大抵秋石之剂，由其童便炼成。童便，
阳之精也；秋石，炼就精也。将已就之精而治精亏之症，则肾得
精归而精亦不亏于肾也，其症可痊，是谓治病必求其本欤。

粪 清

味淡、咸，气寒，无毒。主去百恶，除百邪，解百毒，驱
百蛊等症。吾见砒霜之毒服之即死，非若百恶百毒而可待日也。

---

① 矣：原脱，据杨鹤泉抄本补。

如服粪清，则燥烈之气时顷而去也。百恶百毒之解非用粪清而何？又有风痰、风热、风肿、风气等症，并皆治之。吾见火丹①之病，其色白肿，诸药难痊，惟服粪清其治立可，而况于痰热肿气等症并治之乎。大抵粪之为物，亦由肠胃自腐而出，今又取清入土埋出粪味，使清与土合而治毒亦善者矣。殊不知毒自土生，取土之气而归伏其毒，毒性最烈，取咸淡之味而平其烈，所以毒得清而解，恶得清而去，邪得清而除，蛊得清而驱。然火丹之症皆然者也，岂有痰热肿气而难治之哉？

头 垢

味苦，气温，无毒。主解毒生肌，止血长肉。如刺入肉中，搽垢即出；刀伤皮肤，搽垢即合；恶毒攻心，服垢则平；疮口腐烂，敷垢则痊，此治疮之要药也。大抵入膏药内熬之最美，长肉生肌，立可得矣；行吐法内用之亦可，入腹即吐，毒自解矣。盖人身之中，垢为至阳之物，虽出乎头而头为诸阳之首，阳盛则生垢也，如疮毒所生，皆因阴阳偏胜血气不和而有此症者也。治者欲拔毒长肉，必用垢而平之，垢则和阴阳敛气血而为生化之无穷矣。

浣裈②汁

即男女裤裆煎服也。盖男子裤裆多阳，女子裤裆多阴；男有不足以女补之，女有不足以男补之。殆见无妻室之人，欲心妄动致使遗精白浊，或自汗盗汗日夜无度，精神衰弱，咳嗽无痰，阴虚火动，治与滋阴之药未效，即将女人裤裆煎汁饮之，盖阴治阳更美而阳得阴亦可。又有伤寒阴阳易之症，阴有所亏以阳易之，阳有所亏以阴易之，此治阴阳易之药也。

---

① 火丹：外科病名，即丹毒。
② 裈（kūn 昆）：原作"浑"，据文义改。裤子。

卷之九

金石部

金银箔

味辛，气平，有毒。主安五脏，壮精神，养魂魄，止惊悸，宁心志，镇癫狂，除邪热，为至宝之神药也。吾见小儿惊风、惊搐、惊痫、惊哭，用此神效。殊不知小儿初生血气未平，心神未定，如遇少惊则恐惕而烦乱，或癫痫而搐搦，欲得金银以镇之也。大抵金银之宝，为天地间神足气满之物，而吾身镇心安神之药也。盖吾身之中所主者心，心之所藏者神，神有所亏则心不自守，而治心之病必敛神为先可也。故将神足之物而补其心，气满之物而充其神，使神安而心定，气壮而心和矣，何况于惊惕等症之所生乎？

丹 砂

味甘，气微寒，无毒。入少阴心经。主宁心定志，止悸镇惊，安魂养魄，壮气清神；又能通血脉，止烦渴，凉心热，杀鬼魅，去精邪，明耳目，和五脏，疗百病，治疮疡疥癣、瘰疬痔漏等症。久服通神明，延年不老。故小儿初生，细研蜜调涂口中，令吮之良；又痘疮将出，蜜调服之解痘毒，令出少。设若古者常欲飞升，将砂炼就灵药，服之多生恶毒，何也？殊不知镇养心神之药，宜生而不宜熟，生则其气轻扬，熟则其气镇坠，轻扬则发越乎精神，镇坠则伤损乎脏腑；又不知生则其体丹砂，熟则其体水银，丹砂可服，水银难服，此理一也。《本经》云：金石之药不可多服，服之多损元气。其中俱有银液，亦此意也。

滑 石

味甘，气寒，性沉重。入阳明胃经，去胃中积滞，下痢赤白；或小便癃闭，小水不通；或山岚障①气，水土不伏；或伤暑湿热，九窍不通；或时行中恶，燥热发渴；或寒热下痢，泄泻水行。此甘寒之剂，性沉下坠，平复水土，阳明经至要之药也。吾尝考之，此剂泄上气，行下气，燥脾湿，实大腑，化食毒，散积滞，逐凝血，解躁渴，固脾胃，去妄火莫可加也。须用甘草和之，如凝脂软滑者佳。

石 膏

味辛、甘，气微寒。入太阴肺经，清金制火；入阳明胃经，清胃解热。此辛甘寒之剂，亦去有余大热之症，甚有神功。殆见中热、发热、恶热、躁热、时行疫热、三焦大热、伤寒喘热、阳明胃热、消谷郁热、哮喘痰热、日晡潮热，是皆有余之症，俱可治之；又有头痛如裂、牙痛壅热、喉痛痰结、耳痛肿颊、项痛抽拔、腮痛红赤，是皆肺胃蕴热之症也，惟石膏亦可治之。大抵此剂不可轻用，金石之类有伤正气，量其虚实而与之。噫！虚则为人参使，实则为大黄使。古之用法，三黄石膏、人参白虎亦可见矣。

雄 黄

味甘、苦、辛，气平，大温，有毒。主中恶蛊毒，腹胀攻痛，辟精物恶，如神见鬼；破骨节中风，时疮块烂；去鼻中息肉，黄水流出；杀诸虫百毒，中人肿痛；疗痔漏疥癣，杀虫生

---

① 障：通"瘴"。《淮南子·地形训》："障气多喑，风气多聋。"

肌。大抵此剂甚若五兵①，取其大雄而至宝也。服之鬼神不能近，佩之转女亦为男；入山林虎狼皆伏，涉川泽恶毒不侵。所以五月五日，当阳之首，遇阳之正，服阳之物，以雄黄饮酒也，使百恶难侵，诸毒难近，鬼神相畏，疮疖不生，岂不谓至雄之宝哉？

无名异

味甘，气平，无毒。主调血行气，止痛生肌之妙药也。或跌蹼伤损，致使血瘀内而不和，此药能推陈致新，殆见行瘀血而和新血也，或闪肭折挫，致令气积滞而不顺，此药能均平气血，殆见调荣卫而行积滞也。所以金疮伤者则能掩其伤，使疮不腐；杖责瘀者则能行其瘀，使肉转红。至若内损之痛，则能止痛而不损；肌肉之腐，则能去腐而生肌。此至妙之药也，用之须为细末，必用糖酒调服。

硫　磺

味酸、甘，气温，大热，有毒。主妇人阴蚀疽痔及下部匿疮，杀诸虫恶癞并疥癣湿毒，治心腹痃癖、冷气咳逆，疗下元虚冷、阳衰将绝，止脾胃久泄、饮食不纳、壮阳道虚弱、遗精白浊，又燥湿热而坚强筋骨，除痃癖而痛引小腹。大抵此剂金石之类不可多服，又曰大热之剂不可多服，又谓有毒之药不可多服。《本经》亦云：至阳之精，能化金石。然金石可化，而况于脏腑，可多服者乎？

水　银

味辛，气寒，性滑重，有毒。主杀虫疥，去蚤虱，堕胎气，

---

① 五兵：五种兵器，所指种类不一。《谷梁传·庄公二十五年》："天子救日，置五麾，陈五兵五鼓。"范宁注："五兵，矛、戟、钺、盾、弓矢。"

除热毒，化五金，成丹药。大抵此药，还复为丹，得铅则凝，得硫磺则结，得火则去，得紫河车则伏，得枣肉则散，得香油、茶叶则复，此其所以为丹家之药也，其人不可轻服，服之坠肠欲死。《本经》云：重可以去怯，滑可以去著①者此也。

轻 粉

味辛，性轻，有毒。主收敛疮口，生肌长肉；又除疥癣热风，痈疽瘰疬。如疠风疮肿，服之神效；燥痒诸疮，脓溃流血，此药用之敛而无迹。大抵此剂，水银之升，有毒难制，亦戒服之，恐生后患。

白矾石

味酸、涩，气寒，有小毒，炼过无毒。主敛肿毒，化痰涎，清咽膈，开喉闭，散疽疖，除疥癣，去息肉，止泄泻，清烦热，疗风痰，杀虫毒，敷脚疮，为疮家之要药也。大抵此剂，治疮之功甚多而治痰之功亦美，且如痰涎壅盛，牙关紧急，或喉痹乳蛾，或腮颊舌肿，乃为至急之症，用白矾与醋灌漱，则痰涎涌来，其病时痊者也。又蜡矾丸治疮毒之症，在初发时，如用之使毒不起，此药气寒有解毒消化如水；若是疮家长肉之际，如用之使疮易平，此药酸涩有收敛生肌之妙。噫！白矾之剂收敛神效，若染色之家用此非惟美色而鲜润，抑且浸渍而不骤也，何况人身气血之分有不若此乎？

芒 硝

味苦、辛、咸，气寒，有毒。主五脏积聚，肠胃蕴热，大便不通，关格秘结；又通月水，破五淋，去痰积，行留血，软

---

① 著：附着。

坚滞，散瘰核，为清热开结之要药也。《本草》云：辛能润燥，咸能软坚。《内经》曰：热淫于内，治以咸寒，佐以苦寒。故用大黄、芒硝相须为使。

盐

味咸，气寒，无毒。主除风毒，实脾胃，软坚积，润大肠，止流血，坚口齿，行吐法，杀百毒，清胃热之要药也。是故咸入肾，惟盐可以补肾，若多咸亦能伤肾。大抵盐之咸，咸自水生而又咸从火化，然从火固能实脾，自水有能补肾，但不可多食，多食亦伤肾矣。

地浆水

以地掘坑，用水沃之，令浊澄清，此为地浆水也。气寒，无毒，大能解毒。主中恶诸毒及百药中毒，或山岚瘴气杀厉之毒，或水土不伏偶生疮毒，或服砒霜、盐卤、巴豆等毒，或下蛊如食虫、蛇、蜞①、蝎等毒，其症烦闷呕哕，或泄泻不止，或腹胀中满，或血溢七窍，与此服之，其毒自解。大抵毒之伤人，所伤必重，土之解毒，物必归土；又谓脾属土，服毒脾先受之，脾之不平则烦闷呕泄，令以土解其毒，然毒得土则和，脾得土则平矣，何患之有？

铅 丹

味辛，气微寒。主吐逆反胃，惊痫癫疾，除热下气，金疮溢血，治痈疽止痛生肌，敛诸疮拔毒长肉。故《经》云：涩可以去脱而固气。铅丹收敛神气又镇惊而固疮也。

---

① 蜞：即螃蜞，蟹的一种，有毒。

蓬 砂

味苦、辛，气温，无毒。主消痰止嗽，清喉破结，如咽喉科用之，神验之药也。

珊 瑚

味甘，气平，无毒。主镇心止惊，明目去翳，又通血脉，如宿血可散，瘀血可行，吐血可止，衄血可吹鼻中，自然散去，为血家之神药也。

玄明粉

味辛、甘，气寒，无毒。治心热烦躁，肠热燥结，痰热壅滞，目热昏塞，郁热气闭，胃热牙疼、喉痹等症，无不治之。此朴硝与萝卜煮过，取萝卜上粉，其名玄明粉也。

卷之十

禽 部

丹雄鸡

味甘、微辛，气微温，有小毒。主补中益气，温经暖胃，起阴助阳，女子崩中漏下，妇人产后虚羸，小儿痘疮不发，大人内损阳虚，惟此并能治之。尝考冠主血，通乳汁而治诸疮；肠主气，止遗溺而利小便；头主通神，杀邪毒而辟不祥；粪主微寒，治消渴而破石淋；肪胵①疗聋，肝翅起阴。大抵鸡为阳物，遇阳则啼，遇阴则起，遇病则发，用动而不用静也。又曰：鸡有毒，是鸡食毒物而禀毒太多，毒之难发者用鸡而攻之，正所谓以毒而攻毒之谓乎。又人被虫毒所伤，或肿或痛或麻痹不已，用鸡涎而涂之，是鸡本杀毒之物，亦所谓以毒而治毒之谓乎。

白乌鸡

味甘、微咸，气微寒，有小毒。主补阴血，退劳热，降阴火，杀劳虫，滋阴肾，壮筋骨，止崩漏，通乳汁，治消渴，破淋闭，此阴虚血弱之症，是以并皆治之也。然而其用又有阴阳不同，色红行阳，色黑行阴。故丹鸡治阳，乌鸡治阴；丹鸡起阳，乌鸡起阴。《本经》云：丹鸡治男子阳虚精冷，女子经闭淋沥；乌鸡治男子阴虚不足，女子血虚劳热。此又在识者详之。

---

① 胵（chī 吃）：鸟类的胃。

毛雌鸡

味甘、微淡，气温，有毒。凡人脾胃久虚不健，产后劳伤不续，五脏气虚不安，元阳空脱不守，此物能开胃气，暖筋骨，去劳虫，补气力，为心脾之圣药也。又鸡子能温中暖胃，益阴壮阳。至若鸡子清，性凉，亦能解热毒，如肿毒初发时，红赤之际，与此调药敷毒，其毒自消。亦有鸡子黄，性热，能发热毒，凡毒之肿赤欲腐烂者，此药敷之易破而易溃，各有所治之不同也。

白鹅膏

味甘，气微寒，无毒。主治卒暴耳聋，同干胭脂又治耳疮；同麝香亦开耳窍。若鹅肉平利五脏，充实元气，消渴之症煮汁饮之，其渴自止。鹅毛主诸气郁滞不行，闪肭积聚不利，腰脊有难挠仰，关节有难行动，用此鹅羽烧灰，好酒调服，惟血管者佳。吾观鹅羽，利水之物，利水即利气也；血管者，通血之物，通血则行血也。若夫小儿惊痫，大人惊悸，或跌蹼伤损，或积聚痞块，或噎食不利，或关格癥瘕，是皆气血所滞之症，惟羽灰可以治之，以其利气行血之太速也。又曰：湿热之症不可食鹅，非鹅生湿热之谓，但利气行血之物有动湿热之症者乎。

绿头雄鸭

味厚，气盛，属阳；黄毛雌鸭，味厚，气薄，属阴。凡人阳虚不足，食雄鸭而可以补阳；阴虚不足，食雌鸭而可以补阴。大率雄鸭所生，其头更绿，其声更哑，声有不出，则阳不妄发而精锐之气皆聚于头矣，然群鸭中少得一二，则众鸭皆得其雄也，岂不为补阳之物乎？若谓雌鸭所生，其禀太厚，其子不断，未尝因子有余而欲求雏，未尝因禀少薄而欲少生，但纯阴之体有为生生不息之物，岂不为补阴之药乎？

乌骨白鸭

味甘，气寒，无毒。主安五脏，益脾胃，养气血，壮心肾，退劳热，理内伤，乃滋阴固本之圣药也。又曰：鸭欲水，吾观水肿之症食鸭可也；鸭食虫，吾见腹中有虫而可以杀也；鸭禀寒，吾见蓄热之症而可以散也。大抵鸭之为物，与鸡不同，鸭本性寒而鸡本性热，鸭无毒而鸡有毒。又云：鸭不毒而鸭子甚毒，鸡更毒而鸡子不毒。

瓦雀

味甘、酸，气大温，无毒。主壮元阳，益气力，暖腰膝，起阴痿，治青盲，添精髓，乃兴阳补肾之神药也。其头主明目，脑主耳聋，卵主起阴，血主益血。又粪名白丁香，一名两头尖，是其雄雀粪也。痈疽肿毒将溃而不出脓，欲使刀针犹恐伤内，必以此粪将膏药上敷之，名曰替针，得其易破而拔毒也。大抵此剂纯阳之物，遇毒可攻，遇阳可兴，遇努肉痞块可破者也。

蝙蝠

一名伏翼，味咸，气平，无毒。主目暝不见，远视无光，癃闭不通，淋沥作痛，小腹胀满，小水不利。如久服令人喜乐，遇事无忧。若山谷中取得白色约重一斤者，服之延寿不老，身轻体健；如取血滴目中，令人夜中见物，神鬼分明。又粪名夜明砂，此砂乃蚊虫之目，原蝠日夜所行好食其蚊，如粪内淘出光如针锋明彩耀目者，是其砂也，研细入药服，治目盲不见，转明覆视，目病不痊，转视奇明，此治目之真奇物也，纂之。

五灵脂

味甘，气温，无毒，乃寒号虫粪也。主女子血闭不行，经水不通，产妇血晕不止，恶露上攻；又治妇人心痛，经行作痛，血气刺痛，心腹冷痛，小儿五疳，大人肠风，此通利气脉之神剂也。惟治血家有功，其药可行可止，不损血气，为女科之要药也。先以酒洗，研细飞炼，令去砂石用。

卷之十一

兽 部

龙 骨

味甘，气平、微寒，阳也，无毒。主治泄泻，敛疮口，收水道，止惊痫，安心神，定魂魄，除遗精，缩小便，固漏下之神药也。吾观此药有去脱固气之妙，有涩肠补益之功。盖龙为阳物，故兴阳道，可以安神而定魄；龙能取水，故用收敛，可以止泻泄而涩肠。又云从龙，然龙与气合，可以去脱而固气。今人施治之法，能因其性之近而用之，斯可以取效而无疑矣。

虎 骨

味辛，气微温，无毒。主去邪恶，益气血，壮筋骨，除风挛、风痛、风痿、风痹等症，治诸风之要药也。又能止惊悸，镇心气，添精髓，增气力，扶元本。须以酥炙用之。吾观此剂以之治风，因其风从虎也；以之壮力，因其最有力也。然用必以胫骨为良，以其力皆出于胫也。夫所谓胫者，乃足胫之胫，非项颈之颈也，用宜详之。

犀 角

味苦、酸、咸，气寒，性凉，无毒。乃解毒之神药也。主治百毒蛊疰，邪恶瘴气，瘟疫大热，中风失音，小儿惊疳，大人失血，诸疮余毒不解，眼科镇肝明目。盖此药能安心定志，清神凉血，为至静之药也。然而用药取角之美，鹿取茸，犀取尖，牛取鰓①，其精锐之气皆在是也。

羚羊角

味酸、苦，气寒，无毒。入厥阴肝经。主明目益气，起阴器痿弱，去恶血注下，辟蛊毒邪气，除骨间伏热，驱伤寒狂乱，治小儿搐搦，散山岚瘴气，下产血冲心，镇梦寐狂越，治一切肝家之症者也。大抵犀角镇心，羚羊镇肝；犀凉心血，羊凉肝血。虽为轻身益气之药，而血虚不足之人勿用，由其性凉，故有此戒也。

牛　黄

味苦，气平，性凉，无毒。轻清之剂也。主惊痫不守而忽作狂迷，或魂魄飞扬而触事丧志，或寒热交作而痰迷心窍，或虚火妄攻而反见神鬼，此皆心虚不宁而心气不足之病也，非牛黄安能治之。吾知牛黄为治心之药，必得佐使而后可，是故得丹砂而有宁镇之功，得参、苓而有保养之妙，得菖蒲、山药而有开达心孔之意，得远志、枣仁而有平安脏腑之理，得当归、生地而有生血凉血之能，得脑、麝、金银而有清神壮志之美。此治心之药，无尚于牛黄也。

麝　香

味辛、甘，气温，阳也，无毒。主通利九窍，辟邪恶气，杀虫去痞，治痫镇惊开气之药也。吾尝考之，麝香之妙能利耳目，开聪明，益元阳，宁心志，虽为清气之圣药，殊不知通利之速反有误用之害。且如小儿惊药之力，为必用之剂，然而痘疮将出，亦不得导泄其气，岂曰治惊之药而可轻用之乎？又如

---

① 鰓（sāi塞）：原作"腮"，据文义改。指角中骨。

妇人难产，用麝香以催生，然而产后多用，则损真一之气而迫血妄行。又如牛黄丸用麝香可治风痰，苟用之无法，则引风入骨髓也。此皆麝香之误，切宜察之。

鹿 茸

味甘、酸，气温，阳也，无毒。主漏下恶血、溺血，破腹内留血，散石淋、痈肿及骨中热，或羸瘦、四肢腰脊疼痛及脚膝无力，或女人崩带下及男子遗精梦泄，是皆伤中之症。鹿茸全阴阳之物，并皆治之。吾按：冬至阳生麋角解，夏至阴生鹿角解，观其所解即知所治。麋可以补阳，鹿可以补阴，欲其阴阳之补，须通麋鹿而用治。

阿 胶

味甘、辛，气平，微温，味薄气厚，阳也，无毒。入手太阴肺经能益肺止嗽；入足少阴肾经能安胎止漏；复入厥阴肝经疗咳嗽脓血。故凡崩中下血，经漏不止，带下淋沥，或血虚胎动不安，或五劳七伤咳嗽喘急，或阴虚火动小腹酸疼，一切气血两虚之症皆能疗之。大抵此剂为补气血之药，必用阿井水煎，黑驴皮为胶者妙。

猪 肉

味甘、微咸，气温，无毒。入脾充和五脏，壮益精神；入肾大助元气，灌溉荣卫，此平和补益之物也，然人不可无者也。尝以为动风生痰之论何也？盖油腻则生痰，有痰之症不可食也；肥厚多发风，有风之症不可用也。或曰：猪首何如？猪首则生风；猪血何如？猪血则损血。至若猪心补心，猪肺益肺，猪肚健脾，猪腰养肾，猪胆凉血，猪髓填精。又有猪悬蹄主痔瘘亦治肠风，猪肥脂主动风又追风出，猪心血主惊悸而健忘怔忡，猪雄肾主阴痿而遗精精滑。大抵猪之一物，周身皆可用之，何谓动风生痰而弃之不用也。但除中风痛风之症，固不可用，而猪首生风亦不可食。设若可用之症，以盐腌去涎水，使盐能去风，咸能坠痰，虽有肥厚油腻之情，以盐制之，其发风生痰之理□矣，用之何如？

羊 肉

味咸、甘，气平，无毒。主肾气不足，脾气空虚，为大补之剂也，与黄芪同功。□膝理不实而自汗盗汗，虚火妄动而遗精梦泄，是皆脾肾虚弱之症，非此不能补也。又云：青羊肝气寒，能明目退翳去瘴；□羊角能攻毒，立溃生脓。大抵羊为发毒之物而有补气之用，羊为发气之物而有固气之功。此羊之为物，行补而补气太迅者也。然气之虚者宜用，气之太虚者不可用；气之实者宜用，气之太实者不可用。由是观之，有补而无利也。今欲食羊，必量其虚实而食之可也。

黄雄狗

味咸、甘，气大温，无毒。主阳虚肾冷，小便遗溺；或阴痿不起，精道衰弱；或耳内虚闭，倦怠昏涩；或精神短少，阴虚无力；或子宫久冷，不能孕育，是皆肾虚不足之症，惟此可以补之。大抵狗为阳物，雄为阳体，黄亦阳色，乃至阳之物而治至阴之症，是则阴与阳合，阴阳和顺而为生生不息之运用尔，何虚之有？

象 牙

味淡，气平，无毒。主诸铁及杂物入肉，刮取屑，细研，和水敷之立出；喉中刺，水调饮之亦可。又有小便不通，生煎饮之；小便频多，烧灰饮之，乃行水止水之神药也。象胆可治

目，和乳汁滴目中最奇，明远视；又治疮，和水涂，疮肿立消
自干。

诸　血

味甘，气平，无毒。主补人身血之不足，惟生饮之则可；
又解诸药毒，止渴甚效；除丹毒，去烦清热尤美。大抵血之为
物，宜生而不宜熟也，生则益血而和血，熟则损血而败血，治
者不可因其益血之物而无损血之谓乎。

卷之十二

虫鱼部

龟 甲

味咸、甘，气平，无毒。主阴虚不足，骨蒸劳热，或劳力过度腰背酸折，或伤寒劳复机体寒热，或跌蹼伤损续筋接骨，或诸疮肿毒瘀积恶血，或妇室癥瘕漏下赤白，或小儿胎薄头囟不合，是皆气血俱虚伤损之症也，惟此可以治之。盖龟为阴中至阴之物，禀北方之气而生，故滋阴之功甚大；又龟为物中至灵之物，知人间之事而神，故补心之功甚验；又龟为气中养气之物，气满而不思食，故壮气之功甚美。

鳖 甲

味咸，气平，无毒。主疟疾久截不住，或劳痹骨蒸虚热，或心腹癥瘕坚积，或妇人漏下五色，或伤中内损不足，或产难，烧服立出。是皆破血平气之剂，但忌与苋菜同食，惟用九肋①者最佳。

白僵蚕

味咸、辛，气平，无毒。主小儿惊痫夜啼，治诸风遍行皮肤，封疔肿，即时可出。去中风喉闭失音，攻妇室面生黑䵟②，拔诸毒痛痒痈疽，是皆气血风毒之症，惟此驱风解毒之药，用之无不立验。大抵此剂，真僵者少，近世以烂蚕灰伴作真僵用，

---

① 肋：原作"助"，据《证类本草》改。
② 䵟（gǎn 敢）：面黑。

故此不效。吾尝考之，僵者其体重实，身直而大，内如沥青外似蝶粉，黑白可爱，此真僵也，用之无不立验。

蝉 蜕

味咸、甘，气寒，无毒。主目内昏涩而翳膜胀痒，或风热内客而皮肤燥痒，或痘疹血虚而肌体掀痒，或头面诸风而头皮痛痒，是皆血气生痒之症，惟此可以治之。大抵蜕为蝉之退，有从气之化也；翳为目之气，亦由气之结也。今将气化之物而行气结之气，使气去而翳退也。又痒者，皮肤之痒也，蜕亦皮肤之退也，但气虚而有所痒，气实而有所退，今将气实之物而治气虚之症，则虚得实补而痒得蜕治者矣。

蜜

味甘，气平，微温，无毒。主安五脏、补不足，益气和中，止痛解毒，除百病，和百药，养脾胃，止泄澼，清痰涎，利咽膈之圣药也。但生于山谷间者良，名之曰石蜜；其色白如膏者佳，又名之曰白蜜。大抵蜜从百花所化而治百病，和百药而解百毒，然自百物精华之成能助元气，悦颜色，安五脏，补不足，非若他药行此经而治此脏也，非若他药益于此而补于彼也。惟此不然，有为三焦十二经充和补养之良剂，故难尽举之哉。尝见丸药之中用蜜而和之，意亦在其中矣。

鲫 鱼

味甘，气温，无毒。主健脾养胃，止痢除崩。中宫之气或瘀积而不利，鲫鱼可以行积也；阴虚之症或精血之两虚，鲫鱼可以补虚也。痘疹初发，用之可以实脾托里而助溃生脓；肿毒已溃，用之可以去腐立溃而长肉生肌。但胃弱者不可用，用之必生呕也；脾虚者不可用，用之必致泻也。大抵鲫鱼之性，与诸鱼不同，诸鱼皆属火，惟鲫鱼属土；诸鱼之性皆喜于水面行者最多，惟鲫鱼其性沉静，生于水底，常居土中，此其所以属土者然也。盖有病之人，诸鱼并不可用，而鲫鱼亦可食者此也。

石首鱼

味甘，气寒，无毒。主宽中利气，止泻实脾，必与胡椒同煮食之则可，否则多食亦生胀满。石首鱼□主实脾健胃，补虚温中，凡有病之人宜与食之也。石首鱼之石如为细末，主敛金疮，止血生肌，敷疮立验，此治疮之神药也。大抵海鱼多发气；河鱼多滞气。发气之物多食则生霍乱；滞气之物多食则生胀满。所以海鱼偏喜姜、胡，河鱼亦喜香、椒，此各治其性也，如多食而生病者由此详之。

鳗鲡鱼

味甘，气温，无毒。主杀诸虫，去寸白，除疥癞，疗肠风，治痔漏之神药也。吾尝以鳗烧熏辟虱，其虱尽除；以鳗日逐糟食，其食肌肤滑泽。又有劳瘵之人食之可退劳热，风症之人食之可驱诸风。大抵鳗之治病，实在驱风杀虫之专主也。风驱则肌体滑泽，虫杀则劳热可除，然而痔漏疥癣皆然。观此鳗之一物，可杀一切无骨之虫，可驱一切疥癞之风，人不知之矣，宜纂记之。

蠡鱼

味甘、微苦，气寒，无毒。主驱风湿，利风肿，散风气；又利水道，行水气，治肿胀之要药也。吾见胀满水肿之症，用蠡鱼一尾去肠洗净，以椒盐擦包裹煨熟制，令食之，则胀满可去而肿亦可除者矣。大抵此剂利气之物，气散则肿亦可去，气行则水亦可除。若以椒盐制之，乃辛散咸下之谓也。或有风有毒，因宜而制矣，曾不谓治风驱水之药乎。

蟹

味甘、咸，气寒，有小毒。主滑肠利气，行血堕胎；又清中脘，解结气，愈漆疮，破宿血，为要药也。又与姜同食则能实脾，与醋同食则能养胃，与紫苏同煮则能解小毒。是以多食不制之蟹，则呕吐泄泻、胸胀腹痛等症生也。与之二陈理中之剂加以紫苏，治无不痊。大抵蟹生水中能行水最多，蟹食沙土能动沙气最胜；得姜制之可散土气，得醋制之可驱水气，然无姜、醋切勿食也，此古制之法。

牡 蛎

味咸，气平，微寒，无毒。入足少阴经。主女子赤白带下，男子遗精梦泄，又软积去痞，开结下气之要药也。吾闻和杜仲服可止盗汗，和黄芪服可止自汗，和干姜服可止阴汗，和麻黄根可止头汗。至若柴胡为引能去胁痛，茶清为引能消结核，三棱为引能破弦气，蓬术为引能除痃癖，大黄为引能疗股间之痛，甘草为引能治瘰疬之核。又若益精止泄而不辞，莫非地黄为使可也；涩肠去澼而不继，亦非防风为使然也。大抵此剂，生则味咸，咸能软坚故也；煅则味涩，涩则止泻是也。以海水所化之物而治痰涎郁结之症，则化可去结而咸亦下气者矣，岂精汗之症有不治之然乎。

珍 珠

气寒，无毒。主镇心定志，安魂养魄，与琥珀、人参同功。但镇惊之药不可缺，且如小儿气血未定，精神未足，故常多惊，与此神光保足之物，而惊何有不镇乎？又有治目之症不可无，且如目之瞳人反背，翳膜昏涩，与此光明开结之药而目何有不见乎？又有宫女研末而与之傅面，令其好色，皆因光洁之美精神可加者也。

后　序

　　夫技骋雕龙①尝见之于上古，什②翻翥凤③亦耀颖于今时，莫不醇酎墨酎④，波涛津逸，孰知松风水月⑤竟尔空言，玉宇⑥冰轮⑦曾经实据。我龙潭方翁，珩⑧瑜孕璞，镠钑⑨注型。杨柳春风鼓太和于怀抱，梧桐秋月揭高洁于风姿。少志庙廊⑩，壮趋孔孟。经纶积虑，施济驰心。乃以尘海身飞风云志，外藉尔岐黄之学，约之仁寿之区。技夺圣神，艺精工□，域中开泰，天下回春。涉猎医药之灵，□□羲农之妙，延之岁月，积在简编，得手应心，遐仁汪濊⑪，用药注意，厚泽□源，功溥⑫一时，奇传千载。遂使金、石、草、木注性味而毕献余情，鸟、兽、虫、鱼借涵养以全化育⑬。镌工告讫，侍史⑭加详，允协⑮

---

①　雕龙：比喻善于修饰文辞或刻意雕琢文字。
②　什（shí 十）：泛指诗篇文卷。《玉篇·人部》："什，篇什也。"
③　翥（zhù 住）凤：比喻华丽的文辞。
④　醇酎（zhòu 咒）墨酎：指反复酝酿。酎，经过多次复酿的醇酒。
⑤　松风水月：松涛清风，流水明月。形容景色清幽。
⑥　玉宇：指天空。
⑦　冰轮：指皓月。
⑧　珩（héng 恒）：佩玉上面的横玉，形状像磬。
⑨　镠钑（liúsà 留萨）：用金银在器物上嵌饰花纹。镠，成色好的金子。
⑩　庙廊：指朝廷。
⑪　汪濊（huì 汇）：深广貌。《汉书·司马相如传》："威武纷云，湛恩汪濊。"
⑫　溥（pǔ 普）：泛指广大。
⑬　化育：化生长育。《礼记·中庸》："能尽物之性则可以赞天地之化育，可以赞天地之化育则可以与天地参矣。"
⑭　侍史：侍奉左右、掌管文书的人员。
⑮　允协：确实符合。《尚书·说命》："王忱不艰，允协于先王成德。"

輿衷益征妙作尔，门人绣梓①以淑诸后。九疑朱翁飞翰用序之先，顺龙学步后尘，轨循先辙，用彰厥美，敢赘其芜，刻之简余②，用以识喜云尔。

隆庆壬申③上元④吉旦

赐进士奉政大夫⑤刑部四川司郎中潘顺龙撰

---

① 绣梓：精美的刻版印刷。古代书版以梓木为上，故称。

② 简余：书之末尾。

③ 隆庆壬申：隆庆元年（1572）。

④ 上元：指农历正月十五元宵节。

⑤ 奉政大夫：文散官名。金始置，正六品上，元升为正五品。明代正五品初授奉议大夫，升授奉政大夫。

总 书 目

I

本　草

方　书

卫生编

袖珍方

仁术便览

古方汇精

圣济总录

众妙仙方

李氏医鉴

医方丛话

医方约说

医方便览

乾坤生意

悬袖便方

救急易方

程氏释方

集古良方

摄生总论

辨症良方

活人心法（朱权）

卫生家宝方

寿世简便集

医方大成论

医方考绳愆

鸡峰普济方

饲鹤亭集方

临症经验方

思济堂方书

济世碎金方

揣摩有得集

亟斋急应奇方

乾坤生意秘韫

简易普济良方

内外验方秘传

名方类证医书大全

新编南北经验医方大成

临证综合

医级

医悟

丹台玉案

玉机辨症

古今医诗

本草权度

弄丸心法

医林绳墨

医学碎金

医学粹精

医宗备要

医宗宝镜

医宗撮精

医经小学

医垒元戎

医家四要

证治要义

松厓医径

扁鹊心书

素仙简要

慎斋遗书

折肱漫录

丹溪心法附余